MÉMOIRE

SUR LES EAUX MINÉRALES,

GAZEUSES, FERRUGINEUSES,

D'ANDABRE.

MÉMOIRE

SUR LES EAUX MINÉRALES

GAZEUSES, FERRUGINEUSES,

D'ANDABRE,

OU L'ON TROUVE

1.° *L'histoire de ces Eaux; 2.° la topographie médicale du vallon d'Andabre et de Camarès; 3.° l'analyse chimique des Eaux minérales; 4.° une série de faits qui constatent leurs propriétés médicinales, avec des réflexions thérapeutiques; 5.° quelques propositions sur la manière d'user des Eaux, et sur la conduite des buveurs, soit qu'on les prenne à la source, soit qu'on en fasse usage ailleurs; 6.° des considérations générales sur leur emploi comme moyens d'hygiène;*

PRÉCÉDÉ DE QUELQUES OBSERVATIONS

SUR LES EAUX MINÉRALES EN GÉNÉRAL,

PRISES EN BOISSON;

par L. Coulet,

DOCTEUR MÉDECIN, MEMBRE DE L'ATHÉNÉE MÉDICAL DE MONTPELLIER, MÉDECIN-INSPECTEUR DES EAUX THERMALES DE SYLVANÈS ET DES EAUX MINÉRALES FROIDES DE CAMARÈS, ETC.

PRIX : 2 FRANCS.

A PARIS,

A L'IMPRIMERIE DE BÉTHUNE, RUE PALATINE, N.° 5,

CHEZ GABON, LIBRAIRE, RUE DE L'ÉCOLE DE MÉDECINE, N.° 10;

A MONTPELLIER,

CHEZ MM. SÉVALE ET GABON, LIBRAIRES, Grand'Rue.

1826.

IMPRIMERIE DE BÉTHUNE, HÔTEL PALATIN, PRÈS SAINT-SULPICE.

INTRODUCTION.

Les médecins qui m'ont précédé dans l'étude des eaux minérales, ont fait l'histoire de ces moyens thérapeutiques, depuis leur découverte jusqu'à nos jours; ils ont rappelé les différentes époques où elles ont été plus ou moins employées, et les Gouvernements qui les ont protégées tour-à-tour; j'ai cru inutile de m'en occuper moi-même. Ces considérations ne paroissent pas d'ailleurs devoir entrer dans le sujet d'un simple Mémoire; mais pourrois-je me dispenser, en payant mon tribut d'admiration au Gouvernement paternel, tout occupé du bonheur de ses peuples, de dire que les eaux minérales ont été placées au rang des premiers objets de sa sollicitude; qu'une commission a été instituée, qu'un de ses membres (M. Boin) a été élu inspecteur général, que des instructions ont été données à MM. les médecins inspecteurs particuliers, et qu'enfin une ordonnance royale, en date du 18 juin 1823, a arrêté des *règles particulières* pour leur administration.

Appelé en 1816, par ordonnance du Roi, aux fonctions de médecin-inspecteur des eaux minérales de Sylvanès et de Camarès, mon premier devoir fut d'observer l'action de ces moyens thérapeutiques sur l'économie animale, et de reconnoître leur degré de propriété dans le traitement des différentes maladies.

Les précieux mémoires du docteur Malrieu, les renseignements utiles du docteur Durand qui m'avoient précédé si honorablement dans l'exercice des mêmes fonctions, le *Traité analytique et pratique* que M. le docteur Caucanas publia sur les eaux minérales de Sylvanès et de Camarès, furent pour moi d'un grand secours dans ce premier travail, et auroient sans doute suffi pour me tracer la conduite que j'avois à tenir, quand bien même je n'aurois point eu à me féliciter des nombreux rapports que ma position m'a ouverts avec des médecins célèbres, dont les réflexions, les lettres, les mémoires à consulter m'ont beaucoup appris.

Mais ce n'étoit pas assez de connoître les eaux minérales dont l'inspection m'étoit confiée; j'avois une obligation d'un autre genre à remplir; je devois compte du résultat de mon expérience. C'est dans le but de m'acquitter de ce devoir que j'écris ce Mémoire aujourd'hui, heureux si j'ai pu ajouter quelque chose d'utile aux travaux de mes prédécesseurs.

Les progrès étonnants des sciences chimiques qui sont le plus bel éloge des savants qui de nos jours en ont reculé les bornes, avoient rendu nécessaire une nouvelle analyse chimique des eaux d'Andabre; elle a été faite, et l'on connoîtra d'une manière plus exacte les principes qui les composent (1). Plusieurs médecins impatients d'avoir ce travail, comme s'il eût suffi de connoître les éléments chimiques d'un corps pour en savoir les vertus, accusoient déjà le retard que je mettois à le publier: je devois les satisfaire. Pénétré cependant de cette vérité que l'analyse médicale, analyse clinique ou d'observation, est bien autrement nécessaire, et dans l'opinion que la science des éléments chimiques qui composent nos moyens thérapeutiques est insuffisante pour autoriser le médecin à les mettre en usage, s'il n'a point acquis celle des observations cliniques qui en démon-

---

(1) L'importance des eaux minérales d'Andabre, me faisant une obligation d'en donner une analyse qui ne laisse rien à désirer, j'ai cru devoir soumettre mes opérations à l'examen de M. Berard, professeur de chimie à l'école de Montpellier, un des plus habiles chimistes de la capitale, où il dirige actuellement le premier établissement de gaz hydrogène pour l'éclairage; je me plais à rendre un hommage public de reconnoissance à cet homme savant, dont le désintéressement et la bonté du cœur égalent le profond savoir.

trent les propriétés médicinales, j'ai dû attendre d'avoir une certaine série de faits dont la connoissance sera le complément des données que peut fournir l'analyse chimique de nos eaux; et j'aime à croire que pour avoir attendu, les impatients n'auront rien perdu.

J'ai cru devoir m'abstenir de préconiser les avantages des eaux d'Andabre, bien convaincu que les éloges donnés par les médecins-inspecteurs aux sources confiées à leur inspection, sont tout au moins tenus pour suspects et inutiles; j'ai mieux aimé rapporter quelques séries d'observations particulières dans les cas où elles sont le plus ordinairement employées, avec quelques réflexions thérapeutiques, et laisser aux médecins le soin de juger de leur degré d'utilité.

Ce mémoire ne traitera point de toutes les sources soumises à mon inspection, il est spécialement consacré aux eaux minérales d'Andabre; un second mémoire traitera des eaux de Sylvanès, un troisième sera publié incessamment sur les eaux minérales de Prugnes. J'ai préféré cette manière de traiter en particulier de chacune des sources des eaux minérales, pour qu'on puisse les étudier et les apprécier séparément (1).

J'ai commencé par quelques considérations générales sur les eaux prises en boisson, dans l'espoir que MM. les méde-

---

(1) J'ai des regrets à exprimer à MM. les médecins et à tous ceux qui portent un intérêt plus ou moins vif aux eaux de Sylvanès et de Prugnes, de ne pouvoir publier aujourd'hui mon travail sur ces sources précieuses. Frappé au moment où je devois m'y attendre le moins, du plus rude coup qui puisse atteindre un fils dont le père se sacrifia tout entier pour son bonheur; menacé tout aussitôt de me voir enlever pour toujours un modeste héritage, justement acquis par plusieurs siècles de bonne conduite; obligé de m'éloigner d'une famille qui pleuroit avec moi et devoit être consolée, pour m'exposer à de longs et pénibles voyages; devancé partout et partout poursuivi par l'injustice qui s'affligeoit de ne pouvoir assez tôt ajouter à mes malheurs; le temps m'a manqué, mes forces ont été brisées, mes projets renversés, et sans doute que j'aurois cédé à cette affreuse et pénible position, si mon courage n'avoit été soutenu par des amis puissants, que leur modestie me défend de nommer, et pour qui je ne conserverai pas moins des sentiments de la plus vive reconnoissance et de la plus profonde vénération.

cins y trouveront quelques notions qui les mettront à même d'apprécier les eaux minérales d'Andabre. S'ils veulent connoître d'ailleurs ce qui a été écrit sur les eaux minérales en général, je les invite à lire les excellents traités de MM. Bordeu, Patisssier, Bertrand, Alibert, et l'article bien fait du Dictionnaire de médecine, où ils trouveront traité *ex professo* tout ce qu'ils pourront désirer sur cette intéressante matière.

MÉMOIRE

SUR LES EAUX MINÉRALES,

GAZEUSES, FERRUGINEUSES

D'ANDABRE.

PREMIÈRE PARTIE.

§. 1.er

Des Eaux minérales en général prises en boisson.

On entend par *Eaux minérales* celles qui sortent du sein de la terre, chargées de quelques principes sensibles à nos sens, dont l'expérience a fait ou peut faire reconnoître les vertus médicinales.

La dénomination reçue d'*Eaux minérales* avoit donné jusqu'à nos jours une idée assez nette de ce qu'elle exprimoit; la rectification du langage devant suivre nécessairement les progrès de la science, quelques médecins ont proposé de substituer le nom d'*Eaux médicinales* ou *médicamenteuses* à celui d'Eaux minérales, comme présentant à l'esprit l'idée de l'usage auquel ces eaux sont destinées, et parce qu'assez souvent, selon l'exprespression d'un chimiste de nos jours, la propriété médicamenteuse des eaux peut tenir à la présence de quelque substance à laquelle on ne peut point raisonnablement appliquer le nom de *minérale*, proprement dit ; mais l'eau appelée *naturelle simple*, qui est un moyen assez souvent employé en médecine ; celle qui sert de véhicule à nos moyens médicamenteux, celle qui compose nos tisanes, nos bains, nos fomentations, etc., ne peuvent-elles pas, à aussi juste titre, prendre le nom *d'Eaux médicinales ?* Une dénomination quelqu'ancienne qu'elle soit, quelqu'inexacte qu'elle paroisse, pourvu qu'elle soit comprise, je la préfère à celle qui n'ayant d'autre mérite que celui de la nouveauté, ne donne pas une idée plus claire de la chose dont on veut parler. Je continuerai donc de me servir de l'expression *d'Eaux minérales*, à laquelle j'ajouterai celle de *naturelles*, pour faire la différence de l'eau minérale que la nature fait jaillir toute composée du sein de la terre, avec l'eau minérale composée dans nos laboratoires, que nous appelons Eau minérale *artificielle* ou *factice.*

Les eaux minérales naturelles se distinguent par leurs propriétés physiques, chimiques, et par leurs propriétés médicinales.

Quelles que soient les propriétés physiques ou chimiques des eaux minérales, thermales ou froides, salines ou ferrugineuses, etc., leurs effets sur l'économie animale peuvent être rapportés à une action générale, immédiate et directe sur les organes, à une action secondaire qui dépend de la première et est modifiée par une foule de circonstances qui en varient les résultats.

La propriété immédiate et directe des eaux minérales consiste en une excitation générale qui n'est autre chose qu'une propriété tonique, lorsqu'elle est modérément prononcée ; cette propriété immédiate relève l'action des forces vitales, réveille l'activité des fonctions organiques, et produit une sorte de mouvement fébrile, une *fièvre médicatrice*, dont le professeur Grimaud, Bordeu et le savant professeur Dumas ont si bien démontré les avantages dans le traitement des maladies chroniques.

La propriété secondaire des eaux minérales est tantôt purgative, tantôt diurétique, tantôt diaphorétique, etc., suivant la nature des principes qui les composent, la combinaison chimique de ces élémens entre eux, et encore selon l'état particulier et actuel de l'individu qui en fait usage, la quantité d'eau qu'il prend, la manière dont elle est administrée et les différentes circonstances qui ont précédé ou qui accompagnent leur usage.

De cette manière d'envisager les eaux minérales, naît l'idée d'une médication générale excitante ou tonique, de laquelle seule on doit attendre les résultats qu'on se propose d'obtenir de leur usage. Cela posé, les eaux minérales seront indiquées, en général, dans le traitement des maladies chroniques où il s'agit de ranimer l'action affoiblie des forces de la vie, et contre-indiquées au contraire dans le traitement des maladies aiguës, où il ne s'agit plus que de modérer l'action des forces vitales.

L'action secondaire des eaux minérales qui produit des effets purgatifs-diurétiques, diaphorétiques, etc., est modifiée par différentes circonstances. Ces modifications auxquelles le médecin doit son attention scrupuleuse, naissent, 1.° de l'âge ; 2.° de l'idiosyncrasie, 3.° du sexe du sujet, 4.° de l'habitude, 5.° de l'état physiologique, 6.° de l'état pathologique actuel et de ceux qui l'ont précédé, 7.° de la quantité d'eau et de la manière dont on en fait usage, 8.° de l'état de la constitution atmosphérique, 9.° des circonstances qui ont précédé, qui accompagnent ou suivent leur usage ; 10.° des accidents qui surviennent pendant l'usage des eaux.

Je m'explique :

1.° Les enfants dont les fibres sont plus délicates, doués d'un état nerveux facilement irritable et d'autant plus sensible que les impressions à cet âge sont insolites, obtiendront de l'usage des eaux minérales des effets plus prompts et plus efficaces que tout autre.

2.° Chaque individu portant avec soi un mode de constitution qui le rend plus ou moins apte à percevoir les impressions qui lui sont communiquées, l'action des eaux minérales est relative à cette disposition idiosyncrasique.

3.° Les femmes naturellement douées d'une plus grande susceptibilité nerveuse, plus impressionnables que les hommes, et conséquemment plus disposées aux états d'irritation, éprouveront, choses égales d'ailleurs, des effets plus prononcés de l'usage des eaux.

4.° De même que l'action des causes qui agissent sur nos organes, est en raison inverse de l'habitude que nous avons de les sentir ; ainsi les eaux minérales auront sur notre corps une activité d'autant moins grande, que nous aurons plus d'habitude de leur usage.

5.° Les effets des eaux sont subordonnés à l'état des forces vitales et physiques des corps ; c'est ainsi qu'un homme d'une constitution forte pourra impunément se livrer à des eaux d'une grande activité, en prendre de plus fortes doses, en continuer plus long-temps l'usage, tandis que tout autre plus foible que lui ne pourroit s'y essayer sans danger.

6.° L'état pathologique actuel du corps, et les

maladies qui l'ont précédé, sont tout autant de considérations essentielles pour nous faire adopter ou rejeter l'usage des eaux minérales. Une multitude d'affections morbides seroient utilement combattues par les eaux, aussitôt après le développement des premiers symptômes, tandis que c'est perdre le temps et exposer les malades, que de les envoyer aux eaux, lorsque leurs forces ont été totalement épuisées par les remèdes ou la durée du mal (1). Une ou plusieurs péripneumonies qui ont précédé, doivent nous tenir en garde, tandis que des états d'affections adynamiques doivent nous enhardir.

7.° Une plus grande quantité d'eau prise en un temps donné, des doses plus rapprochées, un plus long usage, produiront de plus grands effets.

8.° Les médecins inspecteurs des eaux ont observé qu'une plus grande quantité d'eau est plus supportable par le temps sec et chaud ; le contraire a lieu lorsque la constitution atmosphérique est froide et humide.

9.° Un corps bien préparé d'avance par l'emploi de moyens qui peuvent favoriser l'usage des eaux, et par l'exclusion des causes qui peuvent en empêcher les bons effets ; quelques moyens

---

(1) *Principiis obsta, sero medicina paratur.*

....Ovide. *Sententiæ.*

médicamenteux simultanément employés, indispensables en certains cas, la coïncidence heureuse des circonstances propres à nourrir le corps et à occuper agréablement l'esprit, une table bien servie d'aliments de bonne qualité et bien préparés, un régime bien suivi, l'habitation de lieux agréables et sains, des exercices modérés, des promenades variées, des jeux innocents auxquels les malades se livrent avec plaisir et modération, une suspension des travaux, des occupations ordinaires, des conversations gaies, des sociétés qui plaisent, un abandon total des soucis irrévocablement antés sur nos différentes conditions, sont autant de moyens qui favorisent l'action des eaux et en assurent les résultats heureux.

10.° Les accidents qui surviennent pendant le séjour des malades aux eaux en modifient singulièrement les effets, et doivent porter quelques modifications dans le mode d'en user ; c'est ainsi qu'une insomnie trop prolongée, l'irritation de la membrane muqueuse gastro-intestinale, de la muqueuse bronchique, une hémorragie, un dévoiement trop fréquent, un mouvement fébrile, nécessiteront l'emploi de quelques moyens correctifs tels que le petit lait, l'eau de poulet, etc., et pourront même quelquefois faire suspendre ou cesser entièrement l'usage des eaux.

Les diverses circonstances qui modifient l'action secondaire des eaux, sont le plus ordinairement combinées, coordonnées ou compensées entre elles; c'est au médecin à tenir compte exact de la part que chacune doit avoir dans l'indication qu'il a à remplir, s'il ne veut s'exposer aux conséquences souvent funestes d'une vieille routine ou d'un empirisme aveugle. Un homme robuste supporte une plus grande quantité d'eau qu'un autre moins fort que lui; si celui-là est doué d'une constitution sèche et irritable, lorsque celui-ci est d'une constitution molle et lâche, le second, quoique plus foible, devra en prendre une plus forte dose que le premier. Une dame douée d'une constitution forte et vraiment athlétique, que j'ai vue à Andabre, prenoit tous les matins, sous les yeux de son médecin, jusqu'à quarante verres d'eau minérale, et se trouvoit bien, tandis que bien des hommes qui l'observoient, pouvoient à peine en supporter quinze ou vingt. Un paysan doué d'une constitution un peu au-dessous de la moyenne, *habitué* aux eaux d'Andabre, s'y rend annuellement pour en prendre chaque matin, pendant huit ou dix jours, quatre-vingt ou cent verres, divisés en huit ou dix prises, sans en éprouver aucun mal, au grand étonnement de cent autres qui plus forts que lui ne peuvent en supporter plus de quinze ou vingt par jour, parce qu'ils n'en ont pas l'usage, etc.

Il ne suffit pas d'avoir bien précisé les indications qui se présentent, de connoître les circonstances qui modifient les effets des eaux minérales, il faut encore observer leur manière d'agir sur les malades, savoir si elles passent facilement par les voix digestives, si les excrétions qu'elles excitent sont salutaires, si elles s'évacuent proportionnellement par les urines, par les selles ou par la transpiration ; de là quelquefois la nécessité de l'usage simultané d'autres moyens qui aident ou favorisent leur efficacité ; de là encore le besoin d'interrompre quelquefois leur usage, d'augmenter ou de diminuer leur quantité, de prolonger le séjour des malades aux eaux, ou d'en hâter leur départ. Un homme de l'art qui connoît les propriétés des eaux, qui a eu l'occasion d'en observer les effets sur un grand nombre de malades, qui a l'usage de faire l'application des principes généraux que son expérience lui a appris, aux cas particuliers qui se présentent, est seul capable d'en diriger l'administration, et de la rendre salutaire. Les médecins inspecteurs des eaux, que le Gouvernement a nommés auprès de chaque établissement, pour le diriger dans l'intérêt de la santé publique, sont les plus propres sans doute par leur position à indiquer la meilleure manière d'user de leurs eaux, et il paroît aussi naturel que conséquent que les personnes qui s'y rendent ne se conduisent que d'après leurs avis ; cependant rien n'est plus commun que de les voir se diriger d'après les conseils de gens même étrangers à l'art de guérir, et qui, excités par des intérêts divers, s'immiscent dans leur administration, et exposent ainsi la santé d'autrui avec autant d'imprudence que d'ignorance ou de mauvaise foi.

§. II.

De l'analyse chimique et de l'analyse clinique des Eaux minérales.

Connoître en tant que possible la composition chimique des eaux minérales, dit Bergmann, cité par notre célèbre compatriote, M. le professeur Alibert, c'est devancer l'expérience. L'étude chimique des eaux minérales est d'une nécessité indispensable ; c'est elle qui donne au médecin une première notion de leurs vertus, et au malade une sorte de garantie des moyens auxquels il va se soumettre. Mais l'analyse chimique presque toujours imparfaite, ne peut suffire au médecin consciencieux ; ce n'est pas assez de connoître quelques principes qui composent les moyens proposés pour pouvoir se hasarder à leur usage ; il faut encore avoir connoissance d'un certain nombre d'observations, qui sanctionnent ce que nous ne savons que par induction ou analogie, le premier jugement que nous en avons porté ; une analyse médicale, analyse clinique ou d'observation est indispensablement nécessaire ; elle est bien autrement importante ; c'est par cette opération qu'on peut apprécier la véritable action sur nos organes, des moyens médicamenteux que le thérapeutique doit s'approprier ; c'est elle qui nous apprend les cas où ils peuvent être utiles et la réserve qu'on doit apporter dans leur usage, selon les circonstances particulières ; c'est elle qui nous fait connoître si les eaux minérales sont utiles ou nuisibles ; c'est par elle enfin que l'expérience du médecin, devancée par les notions chimiques, assurera des succès à leurs établissements et la santé à ses malades. (1) A Dieu ne plaise toutefois que je cherche à prouver l'inutilité de l'analyse chimique des eaux minérales ; personne n'est moins

---

(1) L'analyse d'observation, connue long-temps avant les sciences chimiques, avoit démontré les propriétés d'un grand nombre de moyens, auxquels n'a encore rien ajouté la découverte que la chimie a faite des éléments qui les composent. Le quinquina guérissoit la fièvre intermittente ; on le savoit avant que MM. Pelletier et Cavantou fissent la découverte du sulfate de Quinine, et on n'en sait pas plus.

disposé que moi à protester contre une opération dont j'ai tous les jours l'occasion de reconnoître les avantages. La connoissance des principes qui composent telle ou telle eau minérale, est bien loin d'être inutile; elle peut, par des rapprochements, par des analogies, nous faire connoître ses propriétés; elle nous met sur la voie de l'expérience. Cette connoissance des principes des eaux, autant qu'il est possible de l'avoir, peut aussi servir dans le besoin à remplir avec exactitude et précision nos indications thérapeutiques; mais, encore une fois, la prudence du médecin ne pourroit livrer à lui-même un moyen dont l'observation clinique n'auroit pas sanctionné l'emploi.

§. III.

Des Eaux minérales artificielles.

Les chimistes ont depuis quelque temps enrichi le thérapeutique de moyens qu'on désigne sous le nom d'eaux minérales *artificielles* ou *factices*. Ces moyens entièrement différents des eaux minérales naturelles, ne doivent pas être confondus avec elles; (1) les uns et les autres ont leur degré d'utilité, leurs indications particulières. Cette vérité

(1) Voyez Orfila, *Diction. de médecine*, t. 7, p. 255.

généralement reconnue par les médecins, et avouée par les chimistes (1), doit faire cesser les prétentions de tous ceux qui préconisant les vertus des eaux minérales *factices* aux dépens des eaux minérales naturelles, ont encore tenté en vain de les imiter (2).

---

(1) Voyez Henri, *Manuel chimique des eaux minérales*; Vauquelin, *Analyse des travaux de l'Académie royale des sciences pendant l'année* 1824, par M. le baron Cuvier.

(2) Cependant, aux yeux de quelques hommes, tout paroît clair et résolu; de grands établissements fournissent à volonté des eaux de Barèges, de Cauterets, de Vichy, etc.; car on fait mieux qu'imiter, dit un écrivain judicieux, le docteur Bertrand (Traité des eaux minérales du Mont-d'Or), on devine la composition de celles dont il n'existe point d'analyse complète. Ce n'est pas assez de faire marcher de front ces nymphes bâtardes avec les filles légitimes de la nature, on va jusqu'à leur décerner le droit d'aînesse. De semblables prétentions ne rappellent-elles pas l'artiste qui offroit dernièrement aux boiteux des jambes de bois aussi commodes que les véritables. *Journal des bains de mer de Dieppe, par M. le docteur Mourgué*, p. 74.

DEUXIÈME PARTIE.

CHAPITRE PREMIER.

DES EAUX MINÉRALES, GAZEUSES, FERRUGINEUSES, D'ANDABRE; TOPOGRAPHIE DU VALLON D'ANDABRE.

ARTICLE PREMIER.

Histoire des Eaux minérales.

Les Eaux minérales d'Andabre, aussi appelées *Eaux froides de Camarès*, sourdent dans un vallon ouvert dans l'arrondissement de Saint-Affrique, département de l'Aveyron, au nord-ouest de Sylvanès, séparé de la vallée de cet établissement thermal, par une chaîne de montagnes du troisième ordre, qui, se dirigeant de l'est au sud-ouest, couronnent l'un et l'autre vallon, vont s'attacher au pic de Roste, et se prolongent jusqu'au village du pont de Camarès.

L'époque de la découverte des Eaux d'Andabre se perd dans l'immensité des temps; nous savons qu'en 1662, un religieux publia un poëme in-8.° à la louange *des Eaux de Camarès*.

L'Académie royale des sciences de Paris, en fit l'analyse en 1670, et les classa au rang des plus *considérables* et *des meilleures du royaume.*

L'intendant de la ville de Montauban, demanda, en 1772, au docteur Malrieu, son avis sur les Eaux minérales de Camarès; ce médecin en fit alors l'analyse.

Le docteur Malrieu, médecin distingué, jouissant d'une haute réputation bien méritée, publia, en 1776, sur les Eaux minérales de Sylvanès et de Camarès, un excellent mémoire, qui contient des notions utiles sur les propriétés des Eaux d'Andabre, et de bons avis sur la manière de les administrer. Cet observateur possédoit alors un *manuscrit rédigé depuis plus de cent cinquante ans par un médecin du pays, qui contenoit un grand nombre d'observations exactes sur les effets salutaires des Eaux d'Andabre, dans un grand nombre de maladies*. Cet ouvrage précieux lui avoit été donné, par M. de Gissac, seigneur très-respectable du lieu.

En 1781, le docteur Malrieu fut nommé intendant des Eaux minérales; il continua ses observations sur ces Eaux, dont une grande partie fut consignée dans un second mémoire qu'il publia en 1784.

Le médecin Durand, de Bédarrieux, fut nommé officier de santé inspecteur de Eaux de Sylvanès et de Camarès, en 1793. Ce praticien avoit recueilli bon nombre d'observations sur les Eaux minérales : on regrette qu'une pratique très-étendue, et ses nombreuses occupations ne lui aient point permis de mettre au jour ces documents précieux (1).

M. le docteur Caucanas publia, en 1802, une nouvelle analyse des Eaux de Sylvanès et d'Andabre, avec quelques observations sur les propriétés médicinales de ces Eaux.

La source de l'eau minérale d'Andabre, coule sur la rive gauche, à vingt mètres du bord du ruisseau d'Andabre, à cinq mètres de profondeur au-dessous du niveau du sol; elle jaillit du sein d'un rocher schysteux, sur une ligne horizontale dans la direction du nord-est au sud-ouest, en deux filets séparés par l'espace d'un mètre, et réunis en un seul qui, après avoir parcouru dans la direction du sud-est au nord-ouest, une ligne de cinquante centimètres, coule et s'élève

(1) Ses infirmités ne lui permettant plus de continuer ses fonctions, M. Durand donna en 1814 sa démission. M. le docteur Savi de Lodève, géra par intérim jusqu'au mois d'août 1816, époque à laquelle une ordonnance du Roi me désigna pour succéder au titulaire démissionnaire.

à bouillons et avec bruit, dans un bassin de forme carrée de quatre-vingt-trois centimètres de diamètre, tout nouvellement reconstruit pour isoler entièrement l'eau minérale de toute autre eau étrangère, rejeter toute infiltration qui tendroit à en altérer la pureté et s'assurer le gaz qui tend à se dégager. Tout a été combiné dans cette réparation importante, et les soins scrupuleux qui l'ont dirigée en garantissent pour toujours la perfection et la solidité. La reconstruction du bassin de la fontaine d'Andabre, est surtout une amélioration considérable et essentielle pour ceux qui, ne pouvant se rendre à la source, doivent faire usage des eaux ailleurs, et pour ceux qui en font un usage habituel chez eux : les uns et les autres trouveront dans les eaux qui leur seront expédiées, les mêmes principes qu'elles ont à leur source.

Le réservoir est provisoirement recouvert d'un toit de genêts dont la structure simple et toute originale semble se jouer à la fois de l'art et de la nature. Cet ouvrage rustique sera remplacé à propos, par un pavillon de nouveau goût, que M. le comte du Bosc, propriétaire des eaux, va y faire établir avec une salle de réunion et un jeu de billard où les buveurs pourront égayer leurs moments de loisir. Déjà ce philanthrope a fait planter depuis cinq ans, tout autour de sa précieuse fontaine, un joli bosquet de platanes, de tilleuls, d'ormeaux, qui joignant un rivage tout complanté de saules, de peupliers d'Italie, y forment des allées fort agréables.

Des bois de chêne, où croissent aussi le genêt, le genevrier, le thym, le serpolet, couvrent le coteau qui domine à l'est, et forment un rideau de verdure qui charme la vue.

En face, au nord-d'ouest des eaux minérales, à cent mètres de leur bassin, à l'autre bord du ruisseau, sur un lieu un peu élevé, au-dessous de la route de Saint-Afrique à Sylvanès, est un bel établissement construit depuis peu pour le logement des buveurs; une large terrasse complantée d'arbres de belle venue en embellira l'entrée du côté du midi, et servira de point de vue sur la prairie qui s'étendant de ses murs jusqu'au bord du ruisseau (1), et se prolongeant au loin vers le pont de Camarès, couvre une grande partie du vallon d'Andabre, et sert de lieu de promenade aux buveurs. Une allée bordée d'ormeaux joignant à angle droit la route de Saint-Affrique, conduit de l'établissement à la source minérale; l'espace triangulaire qui est entre l'allée et la route est complanté, et sera en avant de l'établissement,

(1) On trouve dans le lit du ruisseau, deux cents pas au-dessous du pont d'Andabre, un bassin profond où sort aussi à bouillons une source minérale acidule; à trois cents pas de là est la fontaine minérale de Prugnes.

un bosquet d'agrément, en regard avec celui de la fontaine. Les ormeaux qui bordent et couvriront la route, forment par la position, une allée de communication qui conduit par le petit pont au jardin qu'on voit sur le bord du ruisseau, à droite et séparé par la route du bosquet de la fontaine. Ce jardin est planté d'arbres fruitiers assez régulièrement disposés; il s'embellit par quatre cabinets de verdure où les buveurs vont se délasser des petites promenades d'obligation.

Les coteaux qui entourent l'établissement seront couverts de vignes, d'accacias et d'autres arbrisseaux qui dérobant à l'œil l'aspect naturellement triste d'un sol rougeâtre et sec, ajouteront au parfum et aux émanations salutaires des plantes aromatiques qui couvrent la campagne (1).

ART. II.

Topographie du vallon d'Andabre et de Camarès.

Le vallon d'Andabre est dominé au nord par le château de Gissac, château antique et admi-

(1) M. le comte Du Bosc, à qui rien ne coûte quand il s'agit du bien de l'humanité, se propose de faire complanter les coteaux qui entourent son établissement. L'exécution de cet heureux projet changera entièrement l'aspect des lieux, et en rendra l'air plus agréable et plus sain.

rable sous tant de rapports ; il se confond avec le vallon de Camarès, s'étend au sud-ouest jusqu'au village de ce nom, et à la rivière de Dourdou, et de là se prolonge vers l'ouest jusqu'à l'ancien évêché de Vabres. Son sol rougeâtre et sablonneux est d'une nature légère et facile à être entraîné; de là cette quantité immense de ravins qui le sillonnent dans tous les sens et le rendent souvent difficile pour le voyageur le plus habile et le plus orienté ; de là encore, cette vaste étendue de terrein infertile où l'on ne voit qu'un roc, d'une couleur rouge foncée qui s'exfolie par le contact de l'air, et qui paroît n'être autre chose que le produit d'immenses volcans qui auroient autrefois miné toute cette étendue de pays.

On conçoit qu'avec ces dispositions, en vain chercheroit-on dans cette contrée des arbres de haute futaie ; les yeux n'y trouvent çà et là, que quelques touffes de chênes rabougris ; mais en revanche, la nature a répandu d'une main libérale, sur ces coteaux, une immense quantité d'arbrisseaux et de plantes aromatiques qui y exhalent un parfum délicieux.

Les fruits du vallon d'Andabre et de Camarès sont de bonne qualité ; on regrette que les habitants ne cherchent point à y multiplier les plantations des arbres fruitiers. La vigne y donneroit d'excellent vin ; jamais on n'en but de meilleur que chez M. de Gissac, dont la vigne complantée d'espèces choisies, est sur la pente qui verse sur Andabre. Rien n'est au-dessus des fraises qu'on cueille dans les bois du pays. Les légumes y sont bons ; les céréales y donnent du pain de fort bon goût, quoiqu'un peu rougeâtre à cause de la difficulté qu'on a de séparer des grains la poussière qui les couvre ; le mouton de Camarès passe pour être d'une saveur exquise ; le laitage y est fort bon, mais en petite quantité ; nulle part on ne trouve de gibier plus savoureux ; rien n'est plus vanté que le lapin, le lièvre, le perdreau rouge de Camarès : je n'oublie point de parler de ses grives que leur parfum met au rang des mets les plus recherchés (1).

Les pays voisins donnent à ce vallon d'excellentes truites, de la bonne volaille, du bon fromage frais de Roquefort. Vabres lui fournit des melons délicieux. L'air qu'on y respire est pur

---

(1) On raconte que César ne trouvoit rien de plus délicat que les grives de Camarès, *aves Camarenses*. Il y a quelques années que le journal *des Débats* rappeloit cette prédilection du conquérant des Gaules en faveur des oiseaux de Camarès. Les grives sont, en automne, un des produits de cette contrée ; on les envoie par douzaines dans les villes voisines ; les habitants du Languedoc en sont très gourmets, ils les font rechercher dans le pays, et les paient fort cher.

et d'une température modérée qui varie dans la saison des eaux de 12 + o à 26 + o, (Ther. Cent.). Les eaux potables n'y sont pas mal saines, mais elles sont peu agréables au goût; elles n'ont rien qu'on puisse comparer à la saveur des sources fraîches, abondantes et nombreuses qui coulent dans le vallon voisin et intéressant de la Sorgue, si différent de celui de Dourdou, sous mille autres rapports (1).

Malgré sa grande étendue, ce vallon offre peu de terres à cultiver, aussi les habitants y sont en petit nombre, et dispersés dans quelques masures ou petits villages qu'on voit de loin en loin; ils n'ont point de commerce, ils s'occupent tous des travaux de l'agriculture; ils sont doués d'une constitution naturellement forte, mais un peu appauvrie par l'effet des aliments grossiers dont ils se nourrissent presque tous, et par l'excessive fatigue des travaux pénibles auxquels ils se livrent de trop bonne heure et trop long-temps. Leurs manières sont simples, un peu rustiques; ils vont tous les jours au pont de Camarès vendre les produits de leurs champs, quelquefois ce qui leur reste de

---

(1) On ne connoit point les maladies épidémiques dans le vallon d'Andabre et de Camarès. Les maladies qu'on y observe quelquefois, tiennent moins à un état des lieux qu'à un vice de la diététique ou de la manière de vivre de ses habitants.

leurs héritages; je ne conçois pas comment ils n'ont pas pris dans ce village les formes polies de ses habitants avec lesquels d'ailleurs ils ont un peu de ressemblance de mœurs et de caractère.

Le pont de Camarès est le lieu principal de cette contrée ; c'est un chef lieu de canton, un gros village mal percé, mal pavé, mal bâti, perché sans ordre en emphithéâtre sur les flancs d'un rocher qui s'élève à pic du bord de la rivière de Dourdou. Ce village est à peu près exposé à tous les vents, c'est à son sommet qu'on trouve une vieille maison commune, mal vitrée, où l'on voudroit administrer la justice à tous les gens du monde ; l'église est à côté de la maison commune, adossée à un simulacre de clocher découvert, qu'on ne finira jamais parce qu'il a été mal commencé. Les habitants de Camarès s'obstinent à donner avec orgueil le nom de ville à leur village ; ils n'en désertent pas moins tous les jours, pour aller s'établir à ce qu'ils appellent le faubourg, qui est au-delà du pont, sur l'autre bord de la rivière. Ce faubourg porte le nom de Cloque ; il est bâti dans la plaine avec beaucoup de goût, il est très-peuplé, très-propre et d'un séjour agréable ; on y remarque un temple nouvellement construit sur un beau plan conçu par M. Boissonade le fils, architecte très-habile du département de l'Aveyron. Ce monument qui mérite d'être visité est dû en partie à la munificence du gouvernement; il se distingue surtout par un péristyle formé par des colonnes d'ordre toscan, d'une belle élévation, surmontées d'un fronton triangulaire qui en décore l'entrée; l'intérieur fort simple, ne présente de remarquable qu'un petit escalier demi circulaire qui conduit d'une manière mystérieuse à la chaire évangélique. On voit encore, tout près du même faubourg, sur le bord opposé de la rivière, plusieurs établissements méchaniques formés depuis quelques années par des riches négocians, dont la plupart sont venus de Fayet (1) et de Saint-Affrique; ces établissements alimentent la majeure partie de la classe ouvrière de cet endroit.

Le pont de Camarès, ville et faubourg, est habité par des citoyens honnêtes, polis, très-

(1) Fayet est un fort joli village à un quart de lieue de Sylvanès; ses habitants instruits et fort actifs y ont établi des fabriques de tricots, qui ont reçu mention honorable dans le procès-verbal de l'exposition des produits de l'industrie nationale.

On voit à Fayet, sur la rivière de Dourdou, de belles machines à ouvrer la laine, qui occupent une grande partie de la classe ouvrière du pays. Ce lieu se fait encore remarquer par son ancien château bien conservé, entouré de jardins, de belles prairies et de bosquets, qui en font un site charmant.

actifs, industrieux, dont les étrangers n'ont qu'à se louer.

L'établissement d'Andabre est à l'extrémité nord-est du vallon ; c'est-là qu'on trouve réuni, sans parcimonie, tout ce que l'on peut désirer pour la commodité et l'agrément de la vie. Bon nombre de buveurs s'y rendent toutes les années des départements de l'Aveyron, du Tarn, de la Haute-Garonne, du Tarn-et-Garonne, du Lot, de la Lozère, du Gard, de l'Hérault et des autres départements méridionaux de la France ; les heureux effets de ses bonnes eaux, les égards et les soins qu'on y prodigue aux malades, les ressources qu'ils y trouvent pour la vie animale, ajoutent chaque année au nombre toujours progressivement plus grand, et bientôt cet établissement s'élèvera au niveau de la haute réputation de ses anciennes eaux.

Le nouvel établissement de bains est à dix mètres à l'ouest du corps de logis du grand établissement. Les succès qu'il a déjà obtenus lui assurent un rang utile parmi les moyens précieux de la thérapeutique dans les affections scrophuleuses, et déjà on a senti la nécessité d'en rendre le service plus facile, en le rapprochant de la source minérale.

Andabre est à quatre lieues de Saint-Affrique, à trois de Saint-Gervaix, à sept lieues de Lodève, à quatre lieues de Roquefort, à trois lieues de l'ancienne abbaye de Noninque et de son joli vallon, à une demi lieue de Sylvanès, à un quart de lieue du pont de Camarès. Une route qui, avec quelques travaux, pourroit être plus belle, y conduit de la route royale qui traverse l'arrondissement de Saint-Affrique ; des délibérations bien entendues du Conseil général du département, autorisées par le Gouvernement, pour le perfectionnement des routes départementales, nous promettent qu'on y arrivera bientôt directement des départements du Gard, par la route de Sauclières, et de l'Hérault, par Ceilhes ; des chemins vicinaux y conduisent des autres parts.

Cette heureuse position et la disposition des lieux favorisent les plaisirs de la chasse, les petites courses, les promenades à pied, à cheval, les exercices de toute espèce, si nécessaires pour seconder l'usage des eaux, tandis qu'ils offrent à la curiosité et à la distraction des malades mille objets variés qui les enchantent ; je les engage à s'élever par les belles soirées d'été sur la haute montagne de la Louvière qui sépare le beau vallon de la Sorgue de celui de Dourdou ; elle offre des points de vue d'une beauté qu'il est impossible de décrire.

CHAPITRE II.

Analyse des Eaux minérales, gazeuses, ferrugineuses, d'Andabre.—Analyse chimique.—Analyse médicale.

Article premier.

Analyse chimique.

L'académie royale des sciences, les docteurs Malrieu et Caucanas procédèrent tour-à-tour à l'analyse chymique des eaux d'Andabre. Ces différentes analyses chacune parfaite autant qu'elle pouvoit l'être, en l'état de la science à l'époque où elle fut faite, avoient été revues par des savants de la célèbre école de Montpellier. Les besoins de la médecine avoient commandé ce travail, la chimie l'avoit laissé imparfait, le renouvellement en fut bientôt nécessaire. Les progrès de la science chimique qui déjà n'a d'autres bornes que celles de la nature, avoient de plus ajouté à la nécessité de procéder à de nouveaux examens des eaux d'Andabre; les médecins le désiroient, les devoirs de ma place m'en faisoient une obligation; en voici les résultats:

L'aspect seul des eaux minérales d'Andabre suffit pour les faire classer parmi les eaux gazeuses.

Elles sont claires, limpides, pétillantes, mousseuses, acidules, d'un goût agréable.

La température habituelle des eaux d'Andabre, prise à la source, est de 12 degrés + 0, (Therm. cent.).

Les réactifs démontrent dans ces eaux la présence de l'acide carbonique, de l'acide sulfurique, de l'acide hydrochlorique, de la chaux, de la magnésie, de la soude et du fer.

10,000 grammes de ces eaux, soumises à l'ébulition dans un appareil convenable pour apprécier avec soin les gaz qui peuvent se dégager, ont donné litre, 0, 961, (therm. cent. + 18 barom. 0 m. 76); c'est-à-dire un volume à très-peu près égal au volume de l'eau, d'un gaz jouissant de toutes les propriétés de l'acide carbonique : il faut continuer l'ébulition pendant long-temps pour obtenir tout l'acide carbonique libre, parce que le soucarbonate de soude qui existe dans les eaux retient très-fortement les dernières portions de ce gaz.

10,000 grammes d'eaux d'Andabre soumises à l'évaporation, dans une capsule de porcelaine, ont laissé déposer sur les parois de la capsule, lorsqu'elle a été évaporée des trois quarts, une poudre qui, fortement desséchée, a pesé 4 grammes 142; elle étoit composée comme il suit :

Carbonate de chaux	2,051 gr.
Carbonate de magnésie	1,526
Carbonate de fer	0,565.

Lorsque l'évaporation a été continuée jusqu'à siccité, on a obtenu une masse saline qui étoit composée de

Sulfate de soude (supposé fondu)	6,954 gr.
Chlorure de sodium (sel ord. fondu)	0,820
Soucarbonate de soude (fondu)	18,735.

J'ai remarqué que les carbonates contenus dans cette eau retiennent une quantité d'acide carbonique à très-peu-près égale à celle qui existe en état libre; en effet, si après avoir fait sortir par l'ébulition tout le gaz qu'une quantité d'eau déterminée peut donner, on fait passer ensuite dans l'appareil de l'acide nitrique, l'effervescence recommence, et il se dégage une quantité d'acide carbonique égale à celle que l'ébulition avoit produite.

Il résulte de cette analyse que l'eau minérale d'Andabre contient un volume de gaz acide carbonique libre, égal au sien, que les autres substances sur 10,000 parties en poids s'y trouvent dans les proportions suivantes :

Carbonate de chaux	2,051
Carbonate de magnésie	1,526
Carbonate de fer	0,565
Sulfate de soude	6,954
Chlorure de sodium	0,820
Soucarbonate de soude	18,735
Eau	9,969,349.
	10,000,000.

L'eau d'Andabre concentrée par l'évaporation ne donne pas de précipité avec la dissolution de platine, ce qui prouve qu'elle ne contient point de potasse.

L'analyse des eaux minérales gazeuses d'Andabre ne pouvant être faite à la source, à cause de la grande difficulté de s'y procurer tous les appareils nécessaires à cette opération, il s'en suit que malgré les soins qu'on a pris pour conserver à l'eau le gaz acide carbonique libre, il a dû s'en échapper une grande quantité dont on n'a pu tenir compte ; il eût été même difficile, je dirai presqu'impossible, d'empêcher sa perte et de l'introduire dans l'appareil, quand bien même on l'auroit eu à Andabre, puisque malgré le plus grand soin il s'en est perdu à Montpellier de celui qu'elle contenoit encore et sur lequel on n'a pu opérer, ce qui fait moins regretter de n'avoir pu faire l'opération sur les lieux (1). Les autres principes des eaux minérales n'étant point fugaces, j'ai pu les apprécier d'une manière exacte.

Art. II.

Analyse médicale.

J'ai déjà fait observer qu'il est pour les eaux minérales une analyse différente de l'analyse chimique, dont les résultats sont aussi sensibles et plus importants; je veux parler de l'analyse médicale, analyse clinique ou d'observation qui, faisant servir à ses opérations tous les documents que l'expérience a pu procurer, tous les ren-

(1) Il est à remarquer que l'on n'a pu tenir compte dans l'analyse des eaux que d'une partie du gaz acide-carbonique libre qu'elles contiennent; il est en effet en plus grande quantité, il se dégage continuellement au-dessus de la fontaine de manière à ce qu'on ne peut en approcher une bougie allumée sans l'éteindre, et y descendre sans danger.

seignements sur les résultats de l'action des eaux dans les différents cas particuliers, sait apprécier d'une manière exacte et bien distinguer leurs propriétés médicinales, tout comme l'analyse chimique tenant compte des différents éléments qui constituent les corps qu'elle décompose, détermine et précise leurs propriétés chimiques. Cette série de faits d'où résulte la connoissance exacte et distincte des propriétés médicinales des eaux est indispensable au médecin qui doit en prescrire l'usage, tout comme la connoissance des principes chimiques est indispensable à celui qui doit faire servir ou appliquer aux arts les corps que la chimie a décomposés.

Médecin-Inspecteur des eaux minérales depuis dix ans, j'en ai observé les effets: j'ai noté avec exactitude dans mon journal clinique les différents cas particuliers qui m'ont paru de quelque intérêt pour faire apprécier leurs propriétés médicinales. Je prendrai de ce nombre quelques observations principales déjà consignées, la plupart, dans les différents mémoires ou dans les rapports annuels que j'ai adressés au Gouvernement sur les eaux minérales. Elles serviront à établir des principes généraux dont l'application appartient aux médecins qui croient devoir prescrire à leurs malades l'usage des eaux minérales d'Andabre.

§ I.er

Débilité des premières voies et de la constitution.

I.re Observation. — M. D..., agé d'environ 58 ans, d'un tempérament bilioso-sanguin, relevoit, depuis un mois, d'une fièvre inflammatoire-bilieuse qui avoit fait craindre pour ses jours. Le malade éprouvoit des douleurs rhumatismales vagues, mais particulièrement sur l'extrémité inférieure gauche ; il étoit sans force, sans appétit. Cet état paroissoit tenir à la débilité des forces vitales des premières voies, à un embarras de l'estomac. Un séjour de 30 jours aux eaux fut jugé nécessaire. M. D... en fit usage à la dose de 4 verres, portée à dix en quelques jours. Les eaux qui n'avoient passé jusques-là que par le couloir des urines, rendirent le sixième jour les selles plus fréquentes et plus faciles. Le malade fut purgé après dix jours. L'usage des eaux fut continué ; il suffit pour lui rendre toute l'énergie de ses forces, son appétit ordinaire ; quelques bains d'eau thermale de Sylvanès redonnèrent la souplesse à son extrémité encore souffrante. M. D.., repartit on ne peut plus content des eaux ; et donna l'ordre de lui en expédier après son départ, pour en continuer l'usage chez lui.

2.e *Observation.* — M. N. de l'arrondissement de Milhau, Aveyron, âgé de 35 ans, d'une constitution naturellement forte, venoit d'éprouver une fièvre de celles que M. le professeur Pinel appelle adinamico-ataxiques, qui avoit mis ses jours en grand danger : il lui restoit un état de convalescence pénible, une faiblesse de la constitution, telle qu'il ne pouvoit manger ni se tenir à peine sur ses pieds : un médecin fort habile, à qui le malade devoit son salut, lui ordonna l'usage des eaux d'Andabre. Les eaux passèrent difficilement les premiers jours ; deux onces de manne, demi once de sulfate de magnésie, en dissolution dans quatre tasses d'un bouillon aux herbes qui furent prises à un quart d'heure d'intervalle de l'une à l'autre, et suivies de six verres d'eau minérale, pris dans la même matinée, purgèrent beaucoup ; le malade se sentit mieux ; le lendemain les eaux passèrent assez facilement ; la dose en fut augmentée et portée à douze verres ; elles ne fatiguèrent plus le malade ; les urines étoient abondantes, les selles faciles : en quinze jours les forces doublèrent ; M. N... ajouta aux bons effets des eaux, par quelques bains d'eau thermale de Sylvanès, qui lui assurèrent la santé.

3.e *Observation.* — Une femme de la paroisse des Sales-Curan, département de l'Aveyron, âgée de 40 ans, d'une constitution naturellement débile, mariée, mère de plusieurs enfants qu'elle avoit alaités, et dont le dernier étoit sevré depuis quatre ans, fut prise, en 1818, d'un état d'atonie telle qu'elle avoit de la peine à vaquer aux soins légers d'un fort petit ménage ; toutes ses fonctions se faisoient d'une manière fort irrégulière et incomplète ; son estomac répugnoit à toute sorte d'aliments ; elle ne pouvoit presque plus rien manger sans en être fatiguée. Depuis trois ans son état d'atonie alloit croissant, et faisoit craindre pour elle ; rien n'annonçoit d'autre part aucune lésion organique : la malade se rappeloit que l'usage des eaux d'Andabre qu'elle avoit prises il y avoit trois ans, à la dose de six verres chaque matin, pendant dix jours, avoit amélioré son état; elle s'y rendit de nouveau en 1822, pour faire usage des mêmes moyens. En quinze jours son état fut notablement amélioré.

4.° *Observation.* — Une dame de Mende, d'une constitution très-sèche, âgée de 56 ans, veuve depuis plusieurs années, n'avoit jamais eu d'enfants; quelques revers de fortune pendant son mariage avoient porté fortement sur sa constitution, et l'avoient frappée d'un état complet de débilité et d'anorexie ; la malade ne pouvoit prendre aucun aliment ; elle ne savoit presque plus rien digérer. Aucun symptôme ne faisoit soupçonner de lésion organique. En cet état, toutes ses fonctions se faisoient fort incomplètement, mais avec assez de régularité. L'usage des eaux gazeuses d'Andabre, prises en 1823, à la dose de six verres chaque matin, et portée à huit, rendit facile le cours des selles et des urines. Les forces des premières voies furent augmentées ; en douze jours, Mme *** put digérer plus facilement qu'elle n'avoit fait depuis long-temps : ses forces se relevèrent d'autant ; son état d'amélioration fut très-prononcé ; elle repartit des eaux, et tout annonçoit que sa santé iroit au mieux : on m'a assuré depuis qu'elle étoit parfaite.

Réflexions. — A la suite des longues maladies, les forces de la vie frappées plus ou moins profondément de débilité, soit par l'effet de l'affection qui a précédé, soit pas l'action des remèdes administrés, soit encore par l'abstinence plus ou moins sévère, à laquelle le malade a été condamné, le convalescent ne supporte que difficilement les aliments les plus légers ; son estomac ne pouvant remplir les premières fonctions de la digestion, il est long-temps en état de pénible existence. Ce laps de temps, quel qu'il soit, toujours trop long pour le malade, et trop cruel pour ceux qui l'entourent, n'est pas sans danger. Le moindre écart, la moindre erreur dans le régime ; la plus petite cause physique ou morale, suffisent pour une rechute, toujours tout au moins dangereuse. Les eaux minérales d'Andabre, dans ce cas, sont un moyen efficace pour ranimer l'action des voies digestives et relever les forces de la vie.

Qu'on ne croie pas toutefois que les eaux minérales puissent être administrées chez tous les convalescents, sans prudence et sans discernement. C'est ici le cas de se hâter lentement; données trop tôt ou en trop grande quantité, elles ne manqueroient point de fatiguer l'estomac du malade. Il est d'observation que certain exercice est nécessaire pour seconder l'usage des eaux; on doit attendre que le malade ait acquis une certaine somme de forces, et puisse s'y livrer. Je dis qu'il ne faut point donner les eaux minérales sans discernement; elles seroient en effet évidemment contraires, s'il existoit encore un mouvement fébrile, un état d'irritation inflammatoire sur quelque point de la membrane muqueuse gastro-intestinale ou bronchique.

Dans les cas d'anoréxie, les malades ont une aversion prononcée pour toute espèce d'aliment, ils seroient incapables même de digérer quand ils pourroient prendre. Ces états sont quelquefois exempts de lésion organique; ils tiennent souvent à la présence de matières glaireuses qui surchargent l'estomac; quelquefois ils sont dûs à une atonie des premières voies, ou sont purement nerveux; ils s'accompagnent toujours d'un sentiment de foiblesse qui s'étend à toute la constitution. S'il ne s'agit que d'un état de surcharge de l'estomac, les eaux minérales gazeuses, précédées d'un léger émétique, et prises ensuite à assez forte dose ou à doses très-rapprochées, pour produire des effets purgatifs qu'on modère ou qu'on augmente par l'addition de quelques sels neutres, selon les cas, sont d'une très-grande utilité. Dans les cas d'atonie simple de l'estomac, les eaux minérales excitent, relèvent son action; on n'a pas besoin d'en forcer la dose pour amener des selles; ce ne seroit pas mieux. Dans l'état purement nerveux, il n'est pas nécessaire d'en prendre une aussi forte dose que dans les cas précédents; quelques verres suffisent; elles agissent en vertu du gaz qu'elles contiennent; il faut tâcher de leur en conserver alors le plus qu'on pourra; il seroit bon même de faciliter son dégagement dans l'estomac, en ajoutant aux eaux un peu de sucre; on auroit ainsi une limonade mousseuse, aussi utile qu'agréable (1).

---

(1) On vend à Paris chez les confiseurs de petits pains de sucre chargés de sucs de citron, d'orange, de framboise, etc., qui forment avec l'eau gazeuse d'Andabre une limonade mousseuse, délicieuse.

§ II.

Affections bilieuses et dispositions à ces maladies ; migraine , érysipèle , etc.

5.e *Observation.* — Un respectable ecclésiastique d'Alban, département du Tarn, âgé de 50 ans, d'une constitution forte, souffroit souvent depuis plusieurs années, d'une douleur sourde, quelquefois très-aiguë, à la tête, qui duroit plus ou moins, mais tout au moins un jour toutes les fois que le malade en étoit pris. Cette douleur appelée vulgairement migraine, s'accompagnoit d'anoréxie et de tous les symptômes qui caractérisent les affections dites bilieuses de l'estomac. L'usage des eaux d'Andabre, que le malade avoit prises chez lui l'année précédente, pendant quinze jours, avoit amélioré son état ; sa douleur étoit moins fréquente, moins aiguë. Cependant M. l'abbé se rendit à Andabre en 1823 ; il y reprit l'usage des eaux, à la dose de dix verres jusqu'à quinze par jour. Une once de sulfate de soude dans les deux premiers verres d'eau minérale, prise de cinq en cinq jours, excitoit leur action. Les eaux produisoient habituellement des effets diurétiques et laxatifs. Le malade faisoit aussi usage à ses repas, d'eau minérale qu'il méloit à son vin ; bientôt le mieux fut plus sensible, et après vingt jours j'observai que l'état d'amélioration ne laissoit plus rien à désirer.

6.ᵉ *Observation.* — Un riche propriétaire de l'arrondissement de Saint-Affrique, doué d'une constitution forte, d'un tempérament bilieux, âgé de 40 ans, éprouvoit depuis plusieurs années une douleur de tête qui revenoit assez fréquemment à des époques indéterminées, et se fixoit plus particulièrement à la région des sinus frontaux droite ou gauche. Cette douleur étoit insupportable, quelquefois pendant plusieurs heures, le malade n'avoit alors point d'appétit. La douleur disparoissoit d'elle-même, ordinairement après un jour. Rien n'avoit pu calmer ces accidents, sa santé étoit d'autre part bien établie. L'usage des eaux minérales gazeuses prises chaque matin, pendant quinze jours, à la dose de douze et même quinze verres, rendit les selles plus faciles ; l'addition d'une once de sulfate de magnésie, aidoit de temps en temps les effets des eaux, et par ce seul moyen, le malade vit disparoître entièrement une affection à laquelle il avoit cru devoir se résigner pour toujours. Il y a dix ans que M... ne souffre plus.

7.ᵉ *Observation.* — M. P. riche propriétaire et

négociant de Castres, département du Tarn, d'un tempérament bilieux, doué d'une constitution forte, avoit, à l'âge de 45 ans, des douleurs de goutte qui le tourmentoient presque continuellement. Il portoit tous les symptômes qui caractérisent un embarras bilieux habituel des premières voies. Cet état morbide gênoit aussi la marche des affaires de notre négociant, homme fort industrieux et d'une grande activité : rien n'avoit pu le guérir. M. P. se rendit aux eaux d'Andabre, pour en faire usage à la source : il les prit tous les matins, pendant quinze jours, à la dose de douze verres, qu'il éleva jusqu'à dix-huit ; une once de sulfate de magnésie ou de soude, qu'il faisoit dissoudre dans le premier verre, augmentoit en commençant et à la fin leur effet purgatif : l'année qui suivit fut plus heureuse, il ne souffrit plus de ses douleurs. M. P. se rendit annuellement aux eaux depuis sa guérison, pendant vingt-cinq ans; il ajouta à leur usage celui des bains thermaux de Sylvanès. Je l'ai vu aux eaux huit ou neuf fois, il m'a fait part lui-même de l'histoire de sa maladie et de sa guérison. Il paroît que M. P. succomba, il y a deux ans, à une attaque d'apoplexie foudroyante.

8.e *Observation.* — Une femme de l'arrondissement de Rodès, âgée de 45 ans, d'un tempérament bilieux bien prononcé, d'une constitution forte, mariée sans enfants, éprouvoit presque chaque deux ou trois mois une inflammation érysipélateuse à la partie inférieure de la jambe droite, qui ne cédoit qu'à des évacuants émétiques ou purgatifs, et ne disparoissoit qu'après quelques jours. Les fonctions des premières voies paroissoient toujours dérangées par la présence de matières bilieuses; rien n'avoit pu empêcher le retour de cette affection. La malade se rendit aux eaux d'Andabre, en 1817; elle en prit chaque matin, pendant dix jours, à la dose de dix verres; cette dose produisoit chez elle un effet ordinairement laxatif. Demi once de sulfate de magnésie ajoutée au premier verre, tous les trois jours, rendoit les eaux purgatives. Cet essai éloigna les retours de la maladie, et diminua son intensité. La malade alla de nouveau aux eaux, en 1820; les mêmes moyens pris de la même manière la guérirent complètement : elle n'est plus revenue prendre les eaux; elle jouissoit encore l'année dernière de sa bonne santé.

Réflexions. — Il est des affections morbides caractérisées par des douleurs très-aiguës à la région des sinus frontaux, vulgairement connues sous le nom de migraine. Ces douleurs paroissent être simplement nerveuses; c'est l'opinion de M. Pinel et de bien d'autres nosographes, avant et après lui; il paroît qu'elles ont leur cause dans l'estomac, laquelle agit sympathiquement de là sur les nerfs de la tête. Il est aussi d'autres douleurs qui affectent telle ou telle partie du corps, qui ne tiennent à aucune cause idiophatique. Il est enfin des affections érysipèlateuses qui paroissent plus ou moins souvent, plus ou moins régulièrement sur certaines parties; elles tiennent à un état d'embarras bilieux des premières voies, qui est lui-même dû à une lésion vicieuse des fonctions de l'organe sécréteur de la bile, qui verse dans l'estomac une trop grande quantité de cette humeur ou de la bile de mauvaise qualité (1). Les eaux gazeuses d'Andabre, portées directement sur la membrane muqueuse de l'estomac et des intestins, les débarrassent de la trop grande quantité de matières bilieuses; pénétrant par les conduits biliaires, agissant directement ou par continuité sur l'organe du foie elles modifient l'état de ses fonctions : de là les

---

(1) *Stool* avoit guéri une immense quantité de gens qui souffroient de douleurs symphatiques en leur faisant administrer des émétiques. Je me souviens d'avoir vu une femme tourmentée cruellement depuis plusieurs jours d'une douleur qui avoit tous les symptômes de la sciatique nerveuse, guérir comme par enchantement et sans retour de la douleur par l'administration d'un remède émétique qui fit rendre une grande quantité de matières bilieuses.

guérisons étonnantes qu'on observe de ces maladies ou de ces dispositions morbides qui affectent certaines personnes quelquefois depuis longues années (1). Les eaux sont portées, dans ces cas, à des doses un peu fortes, jusqu'à produire des effets purgatifs.

§ III.

Obstructions du foie et des glandes mésentériques.

9.e *Observation.* — Une demoiselle de Montpellier, âgée d'environ 25 ans, bien constituée, portoit depuis quelques années une tumeur considérable, presque indolente, qui s'étoit formée insensiblement à la région du foie. Dans cet état ses fonctions menstruelles avoient lieu comme à leur ordinaire ; ses autres fonctions se faisoient d'une manière très-irrégulière et incomplète. Cette affection grave avoit résisté à tous les moyens que l'art indique en ces occasions, prescrits par des

---

(1) Rivière, Tissot, guérissoient la migraine par les eaux de Balaruc et de Spa. Linneus, Marmontel se guérirent de la migraine en buvant une quantité d'eau considérable. (*Mémoires de Marmontel*, t. 11, p. 86.)

médecins recommandables : la malade maigrissoit considérablement ; les eaux minérales gazeuses d'Andabre furent ordonnées pour dernière ressource ; elle en prit six verres chaque matin, pendant vingt-cinq jours, à Sylvanès ; elle ajouta à cet usage quelques bains d'eau thermale de cet établissement ; la tumeur disparut presque entièrement. M[le]. *** resta six ans dans cet état sans retourner aux eaux, parce qu'elle ne souffroit plus. Cependant la maladie reparut ; elle augmentoit depuis un an, quand je revis la malade à Sylvanès ; elle y prit chaque matin, pendant quinze jours, quatre verres d'eau minérale gazeuse d'Andabre, modérée d'abord avec l'eau de poulet ; la dose de l'eau gazeuse fut portée à six verres ; l'eau de poulet fut supprimée à mesure que l'estomac s'habituoit aux eaux. Les urines couloient abondamment. Cependant la douleur se faisoit sentir de temps en temps plus aiguë ; l'eau de poulet étoit alors reprise, la dose de l'eau minérale diminuée, et *vice versâ* à mesure que la douleur disparoissoit. L'usage des eaux gazeuses fut ainsi continué pendant vingt-cinq jours. Je jugeai utile de joindre aux eaux quelques bains d'eau thermale de Sylvanès. L'état de la malade fut singulièrement amélioré ; sa tumeur fut moindre de beaucoup, et M[le]. *** repartit contente du résultat de son voyage, quoique cette fois elle fut moins bien qu'elle n'avoit été d'abord.

10.° *Observation.* — Un abbé de 30 ans, d'une constitution robuste, avoit éprouvé pendant quelque temps, à Bordeaux, des accès d'une fièvre intermittente tierce, qui l'avoient laissé dans un état de débilité générale, particulièrement plus prononcée dans les organes des premières voies; il avoit encore, aux jours de l'accès, quelques légers frissons. Dans cet état, le malade étoit sans appétit, sans sommeil, sans force, sans courage, et toutes ses fonctions se faisoient fort imparfaitement. La pâleur, la bouffissure de la peau, le teint jaunâtre de la sclorotique indiquoient un dérangement dans les fonctions du système biliaire; on sentoit une tumeur un peu douloureuse à la région du foie; les moyens thérapeutiques ordinaires avoient été tentés inutilement; l'usage des eaux gazeuses minérales, à la dose de huit verres, portée à dix et même douze, pris tous les matins pendant dix jours, et aidés tous les cinq jours par l'addition d'une once de sulfate de soude, amena des selles faciles et abondantes. Le malade ne se borna pas à l'usage des eaux du matin, il en prit à ses repas; son appétit se rétablit, ses forces doublèrent, l'habitude des frissons disparut, l'engorgement du foie ne fut plus sensible, et la santé de M. l'abbé parut parfaite.

11.° *Observation.* — Un négociant de Villeneuvette, âgé de 35 ans, d'un tempérament qui avoit tous les caractères qu'on assigne au tempérament bilieux, avoit depuis quelques années acquis insensiblement à la région du foie une tumeur dure, rémittente et douloureuse au toucher; son teint pâle, le sclorotique jaunâtre, sa face sensiblement tuméfiée, la maigreur de tout son corps annonçoient un état de souffrance intérieure; son appétit étoit diminué de beaucoup, ses fonctions digestives étoient lentes et pénibles. Le malade avoit été soumis à tous les moyens que M. Chrestien de Montpellier avoit prescrits : rien n'avoit pu le guérir. Sur l'avis de ce savant praticien, M.... se rendit aux eaux minérales gazeuses d'Andabre; il en prit tous les matins pendant vingt jours, à la dose de huit ou dix verres; il en fit usage à ses repas, soit pures, soit mêlées avec du vin; l'amélioration fut bientôt sensible, la douleur fut moins prononcée, la tumeur parut perdre de sa dureté; moins de souffrance, plus de gaieté, plus d'appétit; ses fonctions digestives se firent mieux, ses forces augmentèrent, il repartit en un état de santé auquel il s'attendoit peu. Le malade fit prendre à son départ une quantité d'eau minérale pour en continuer l'usage chez lui, après quelque temps de repos. L'année se passa sans grande souffrance, et avec beaucoup d'espoir. M. *** revint à Andabre, en 1825, pour y continuer sa guérison; à son départ, après vingt-cinq jours de séjour aux eaux, le malade alloit au gré de ses désirs.

12.ᵉ *Observation.* — M. le docteur Maziman, médecin à la Caune, m'a assuré qu'une demoiselle de son pays qui portoit depuis quelque temps un engorgement bien sensible au foie, sans douleur prononcée, autrement que par la pression un peu forte, d'ailleurs sans irritation aucune de la membrane muqueuse gastro-intestinale, affection qui avoit résisté aux moyens que l'art indique en pareil cas, fut guérie complétement par le seul usage des eaux gazeuses d'Andabre.

13.ᵉ *Observation.* — M. le professeur Broussonnet, de Montpellier, avoit donné ses soins à une dame âgée de 50 ans, pour un engorgement lymphatique des glandes mésentériques qui s'accompagnoit d'œdème du bas ventre et des extrémités inférieures, d'anorexie, de constipation et de débilité générale; la malade toute pénétrée du danger de son état, étoit tombée dans la mélancolie la plus triste; elle avoit usé de tous les moyens que l'art peut procurer; son état étoit amélioré de beaucoup, mais elle n'étoit point guérie. Le savant professeur l'envoya aux eaux d'Andabre; après quelques jours de repos qui furent jugés nécessaires, la malade commença l'usage des eaux minérales gazeuses ferrugineuses, dont elle but en petite quantité d'abord, mais plusieurs fois dans la journée, et même à ses repas. Les eaux passoient très-bien ; elle n'en étoit point fatiguée. La quantité des urines fut plus abondante, le volume de l'abdomen auquel Mme *** portoit une attention toute particulière, perdit plusieurs pouces de circonférence. Elle se sentoit tous les jours allégée. La dose des eaux minérales gazeuses fut augmentée et portée à dix verres par jour. Les urines coulèrent davantage, la malade habituellement constipée, rendit des selles plus abondantes, la tuméfaction de l'abdomen continua de diminuer sensiblement, l'œdème des extrémités fut moindre ; Mme... put se livrer à un plus long exercice, ses forces augmentèrent d'autant; après vingt jours, son état alloit au mieux, et la malade quitta les eaux bien contente d'en avoir fait usage.

Réflexions. — Les obstructions du foie, que M. le professeur Alibert désigne par la dénomination d'hépatophroxie, sous laquelle il range six espèces différentes de cette maladie, et les obstructions des viscères du bas ventre, quels qu'ils soient, sont des affections organiques, graves, qui soit qu'elles aient été causées primitivement par une phlegmasie locale qui n'a pu se terminer par résolution ou par accès, soit qu'elles aient été le produit d'un spasme fixé sur un point ou sur quelque partie des viscères malades, soit qu'elles appartiennent à un état de relâchement, d'atonie des vaisseaux sécréteurs ou excréteurs, soit enfin qu'une trop grande consistance d'humeurs bilieuse ou lymphatique en aient été la cause, sont presque toujours, tôt ou tard, suivies d'accident, à moins que quelque révolution heureuse ne change l'état morbide. Cette révolution, seul espoir du malade, est quelquefois l'ouvrage de la nature médiatrice, mais trop souvent ses forces sont insuffisantes et elle a besoin de l'art; c'est alors que les eaux minérales gazeuses sont des moyens efficaces; elles agissent directement sur les premières voies, et de là pénètrent jusqu'à la partie malade, ou agissant par continuité, elles réveillent l'activité de ses forces vitales, et excitent cette fièvre heureuse à laquelle Bordeu attribuoit les bons effets des eaux de Barèges. Sous cette influence fébrile que le médecin doit surveiller et maîtriser de peur qu'elle ne soit portée trop loin et n'ajoute au mal, l'organe malade rentre dans son état normal, ses vaisseaux reprennent leurs fonctions, les fluides stagnants et épaissis sont mis en mouvement, et les malades ont regagné la santé.

Une remarque essentielle pour le médecin qui ordonne l'usage des eaux minérales, dans la vue de combattre les affections qui m'occupent, c'est que ces sortes de maladies sont ordinairement accompagnées d'irritation locale inflammatoire, qui, primitive ou consécutive, s'oppose souvent à l'administration des eaux; cette irritation doit être calmée, les saignées locales ne sont pas toujours d'un très-grand secours, dans ce cas; les fomentations, les applications émolientes et narcotiques, paroissent plus utiles; on aide leur efficacité par des moyens internes, par les bains généraux tièdes d'eau naturelle simple, et par un régime approprié. Cette médication est de nécessité absolue, elle a souvent suffi pour guérir, elle met toujours en bonne voie de guérison, et dispose aux eaux.

L'usage des eaux minérales gazeuses, doit être commencé à petite dose, leur action affoiblie avec l'eau de veau, de poulet, le petit lait, la décoction de carrotte écrasée, etc., à telle ou telle dose, selon le degré d'irritation toujours annoncé par la douleur que le malade éprouve; avec cette précaution, l'estomac s'habitue à l'impression des eaux et acquiert ce qu'on a appelé de nos jours la *tolérance*. La dose des moyens correctifs est diminuée, la quantité de l'eau minérale est sensiblement augmentée, elle est administrée pure, et son usage est continué, suspendu et repris autant qu'on le croit nécessaire. Il est rare que la dose puisse en être portée jusqu'à produire des effets purgatifs, dans le traitement des obstructions douloureuses : il faut guérir lentement dans ce cas, à moins que ne s'écartant de la méthode rationnelle, on ne veuille tenter une révulsion, en produisant une excitation plus forte sur la membrane muqueuse gastro-intestinale ; cette méthode réussit quelquefois, *duobus ex doloribus vehementior obscurat alterum.* C'est à la prudence du médecin à décider dans cette matière délicate.

S'il s'agit d'obstructions qui tiennent simplement à un état d'atonie des vaisseaux sécréteurs ou excréteurs, à un état d'épaississement, d'abondance d'humeur bilieuse ou lymphatique, ces affections ne s'accompagnent que d'une douleur *gravative ;* les eaux doivent être administrées pures d'abord, sans addition d'aucun moyen correctif, et en plus grande quantité ; leur dose doit être portée jusqu'à produire des effets purgatifs. C'est alors qu'elles agissent comme moyens excitants et révulsifs, et dans ce cas, c'est le seul moyen de guérir.

§. IV.

Affections des voies urinaires.

14.e *Observation.* — M... âgé de 70 ans, doué d'une constitution sèche, pris de temps en temps de quelques douleurs de goutte, étoit aussi sujet aux graviers dans les reins, qui donnoient lieu à des hématuries douloureuses, abondantes et dangereuses, à cause de son âge avancé ; le malade avoit éprouvé depuis deux mois, un retour de cette affection alarmante qui l'avoit jeté dans un état de foiblesse tel qu'il pouvoit à peine se tenir sur ses pieds ; maigreur de tout le corps, œdème des extrémités inférieures, appétit nul, constipation opiniâtre, tels étoient les effets de cette pénible position. Le malade se rendit aux eaux ; après trois jours de repos, l'usage des eaux minérales gazeuses fut commencé ; il en prit tous les matins quatre ou cinq verres, auxquels il ajoutoit un tiers d'eau de poulet ; les eaux passèrent facilement. La quantité d'eau minérale fut augmentée, l'eau de poulet diminuée et supprimée. L'eau minérale fut donnée pure, et portée à la dose de huit verres ; l'émission des urines fut plus abondante ; elles entraînoient des graviers bien apparents dans le vase de nuit où le malade les rendoit ; l'appétit fut plus prononcé, les forces doublèrent ; bientôt M... put se livrer à de longues promenades. Cependant les selles étoient difficiles, l'œdème des extrémités restoit encore ; une purgation qui dissipa l'état de constipation habituelle, suffit pour détruire ce reste de mal ; et après vingt-cinq jours le malade fut guéri. Il y avoit deux ans que M... s'étoit tout aussi bien trouvé de l'usage des eaux gazeuses d'Andabre, qui avoient également entraîné une grande quantité de graviers.

15.e *Observation.* Un homme de 50 ans, de la commune de Montfrand, étoit sujet à une hématurie passive sans douleur, qui revenoit assez fréquemment. Le malade avoit essayé certains moyens qu'on lui avoit conseillés, mais en vain; son mal étoit toujours le même; il avoit même considérablement augmenté depuis deux ans. Il se rendit, en 1819, à Andabre, pour y faire usage des eaux; il en prit quinze verres chaque matin; les eaux provoquèrent une abondance d'urine considérable. Le malade repartit après douze jours: j'ai appris depuis que sa maladie avoit été singulièrement diminuée par l'usage des eaux.

16.e *Observation.* — M. N. du département du Tarn, âgé de 45 ans, d'une constitution bonne, doué de beaucoup d'activité, après avoir éprouvé plusieurs blennoragies, avoit des nodosités dans le canal de l'urètre, qui s'opposoient à l'émission des urines. L'usage des bougies étoit indispensable, mais il étoit pénible de les porter: le malade en étoit fortement incommodé. Les eaux minérales gazeuses prises, il y a six ans, à la source, pendant vingt jours, à la dose de dix verres chaque matin, et mêlées au repas avec le vin, opérèrent en grande partie la résolution des nodosités; l'écoulement des urines se fit librement ; les bougies devinrent inutiles. Je vis le malade il y a deux ans, quatre ans après son voyage à Andabre : son amélioration s'étoit soutenue : il urinoit sans peine.

17.e *Observation.* — Un jeune homme de 20 ans, d'un tempérament nerveux-sanguin, fut pris pour la deuxième fois d'une blennorragie très-violente qui, malgré les soins qu'on lui prodigua, ne lui laissa point de repos pendant plus de vingt jours. A cette cruelle affection succéda un état de relâchement dans les glandes du canal de l'urètre et de la membrane muqueuse de la vessie, suivi d'un écoulement de matières glaireuses et puriformes ; les urines laissoient précipiter un sédiment très-épais. Les moyens ordinaires avoient diminué l'écoulement, mais ne l'avoient point guéri ; il existoit depuis deux ans. Le jeune homme étoit d'ailleurs bien portant, mais pâle et maigre. Quelqu'un lui conseilla l'usage des eaux gazeuses d'Andabre ; il se rendit à la source ; il prit les eaux le matin, à la dose de dix verres ; il en prit à ses repas, pures ou mêlées avec son vin, et même quelques verres dans la journée. Les urines furent plus abondantes ; elles entraînèrent d'abord une plus grande quantité de matières glaireuses, qui finit par diminuer et disparoître. Après quinze jours l'écoulement du canal de l'urètre cessa, et le jeune homme repartit complètement guéri.

Réflexions. — Les graviers qui se forment dans les reins ou dans la vessie, sont entraînés par l'effet diurétique des eaux ; peut-être même qu'agissant, sur ces matières, en vertu des principes minéraux qu'elles contiennent, il se fait une opération chimique par laquelle leur volume est diminué, d'où encore résulte une plus grande facilité pour leur expulsion ; mais ces effets ne sont que palliatifs ; la cause de la formation des graviers dans les reins, est encore une chose inconnue ; il paroît qu'elle tient à une lésion dans les fonctions des organes sécréteurs de l'urine, plutôt qu'à un vice du liquide excrémentitiel ; les eaux minérales gazeuses, agissant immédiatement sur les reins, par leur action diurétique et dissolvante, entraînent les matières étrangères, rétablissent l'état normal de leurs fonctions, d'où ces guérisons plus ou moins complètes qu'on observe quelquefois.

L'hématurie, les douleurs néphrétiques qui sont le résultat ordinaire de la présence des graviers dans les reins ou dans la vessie, cessent lorsqu'ils n'y sont plus.

L'hématurie passive ou pissement du sang, c'est-à-dire celle qui a pour cause un état de relâchement dans les pores des veines qui rampent sur la surface interne des voies urinaires, est guérie par l'impression tonique des eaux sur leur membrane muqueuse.

Le catharre chronique de la vessie ou du canal de l'urètre, cède à la même impression.

La dysurie ou la difficulté d'uriner, qui tient à l'existence des nodosités dans le canal de l'urètre, est palliée beaucoup par l'usage des eaux minérales gazeuses, qui opèrent en partie la résolution de ces petites tumeurs.

Je dois remarquer que la présence des graviers dans les reins ou la vessie, occasionne presque toujours une irritation plus ou moins forte, inflammatoire ou nerveuse, mais plus souvent inflammatoire, à laquelle on ne sauroit porter assez d'attention. Trop de négligence à cet égard mettroit les jours du malade en danger; on ne doit jamais, dans ces cas, passer tout-à-coup aux eaux pures, ni à une trop forte dose, mais tâtonner plutôt, les administrer en commençant à petite quantité, les modérer même alors par l'addition du petit lait, de l'eau de poulet, de l'eau de veau, etc, avant d'en prescrire la dose convenable; il n'en est pas de même pour les autres affections, dont il a été question ci-dessus; elles tiennent à une atonie locale sans irritation; l'administration des eaux est alors sans danger, il est inutile d'aller à tâtons, on peut, on doit même passer de suite à toute la dose.

§. V.

Affections purement nerveuses de l'estomac.

18.e *Observation.* — Madame N.... du département du Tarn, âgée d'environ 32 ans, d'une constitution nerveuse, mariée depuis quelques années à un homme plus âgé, mais plein d'égards pour elle et tout occupé des soins de la santé de sa femme, étoit tourmentée, presque habituellement, depuis quelque temps, d'un état convulsif qui s'exerçoit tantôt sur les muscles de la respiration et la fatiguoit beaucoup, tantôt et plus ordinairement sur l'estomac, et occasionnoit des douleurs violentes, des crampes et des vomissements très-pénibles, qui rejetoient une grande quantité de matières glaireuses. La malade étoit sans appétit; le mal augmentoit depuis six mois; il résistoit aux moyens bien entendus que M. le docteur Lasbordes, médecin fort habile et distingué de Brassac avoit judicieusement prescrit; c'est ainsi que Mme. N.... arriva aux eaux. Son état de souffrance exaspéré par la fatigue du voyage, réclama quelques soins, quelques moyens antispasmodiques et quelques jours de repos. La malade commença l'usage des eaux gazeuses d'Andabre, à la dose de deux verres, pris dans la matinée, modérés par un tiers d'eau de poulet. En quelques jours les douleurs et les vomissements furent moindres ; l'eau de poulet fut supprimée ; l'eau gazeuse fut portée à la dose de six verres par jour, pris dans la matinée ; M.me N... buvoit après son diner quelques verres d'une limonade mousseuse, composée avec l'eau gazeuse et le sucre, qu'elle trouvoit délicieuse ; après quinze jours de ce traitement, elle fut dans un état de santé, tel qu'elle n'en avoit éprouvé depuis long-temps. M.me N... ayant été reprise de quelques symptômes de la maladie, elle alla l'année dernière faire usage des mêmes eaux, qui produisirent chez elle des effets tout aussi heureux que d'abord.

19.e *Observation.* — Une dame âgée de 22 ans, douée d'une constitution naturellement bonne, d'un tempérament nerveux-sanguin, mariée sans enfants, éprouvoit depuis plus de six mois des vomissements qui rejetoient, peu de temps après avoir mangé, à peu près tous les aliments qu'elle avoit pris. Cet état morbide s'accompagnoit de maux de cœur très-pénibles, qui tourmentoient presque habituellement la malade ; elle n'avoit point d'appétit ; ses autres fonctions se faisoient assez régulièrement. Les saignées locales, les applications antispasmodiques, les bains, n'avoient pu changer cette affection qu'on jugeoit être purement nerveuse : dans cet état la malade fut envoyée aux eaux. Après deux jours de repos, l'usage des eaux minérales gazeuses fut commencé à la dose de deux verres pris dans la matinée, et modérés par autant d'eau de poulet; la malade n'en fut point fatiguée; la quantité d'eau gazeuse fut augmentée d'un verre, l'eau de poulet diminuée à proportion; enfin, la dose de l'eau minérale fut portée à six verres, auxquels on n'ajoutoit plus qu'un verre d'eau de poulet; les eaux ne fatiguèrent plus, les vomissements avoient diminué et entièrement cessé. Quelqu'un persuada à notre malade de supprimer l'eau de poulet, de prendre les eaux pures, et de porter la dose à six verres. La matinée se passa avec quelques douleurs; les eaux furent rejetées par le vomissement; la douleur de l'estomac fut plus forte; la journée fut très-pénible. Je fus appelé. La diète, l'eau de veau, dans laquelle on avoit jeté une carotte écrasée, calmèrent les accidents. La malade en fit sa boisson ordinaire pendant deux jours; l'usage des eaux gazeuses fut repris avec les précautions convenables, M.me *** les supporta fort bien; en quelques jours les douleurs eurent disparu, le vomissement fut moindre et cessa : l'usage des eaux fut ainsi continué pendant quinze jours, et la malade repartit en état de meilleure santé.

Réflexions.—Dans les états morbides de l'estomac, dans les cas de vomissement purement nerveux qui affectent les femmes des villes plus ordinairement, les moyens les mieux entendus échouent très-souvent, et le médecin est dans la nécessité bien affligeante d'avouer l'impuissance de son art; les eaux minérales gazeuses d'Andabre sont d'une grande utilité dans ces maladies; on les a vues maintes fois céder complètement à leur usage. Il ne faudroit point confondre ces états simplement nerveux avec les affections organiques, qui n'ayant rien de commun avec eux, exigent une médication toute différente.

Dans le traitement des affections nerveuses de l'estomac par les eaux gazeuses, j'ai constamment affoibli leur action par l'addition d'une certaine dose d'eau de poulet ou de petit lait, etc., et encore a-t-il fallu user de prudence. Dans leur état de pureté, à trop forte dose, en trop grande quantité en un temps donné, les eaux minérales gazeuses seroient trop actives, et il n'a pas été rare de voir augmenter les accidents, quand des malades imprudents n'ont cru devoir tenir compte des avis qui leur étoient donnés. La quantité d'eau à prendre dans la matinée ne doit point être portée jusqu'à produire des selles; difficilement peut-être on obtiendroit cet effet; il ne s'agit point de combattre la constipation qui est ordinaire dans ces cas, elle est entièrement subordonnée à un état nerveux de l'estomac qu'il faut changer : cet accident n'est que secondaire.

Les sels neutres que quelques médecins croient devoir ordonner au commencement et à la fin de l'usage des eaux, quelle que soit d'ailleurs l'affection à traiter, sont éminemment contre-indiqués dans les affections nerveuses de l'estomac. S'il s'agissoit de détruire un embarras des premières voies, que le besoin de purger fut bien démontré, la dissolution de quelques onces de manne dans une tasse d'une infusion de tilleul, de décoction de feuilles de chicorée, d'une infusion de mélisse, à laquelle on ajoutera un jus de citron, qui en masque le goût nauséabond, ou tout autre minoratif du même genre, sont des moyens mieux appropriés.

Dans les états purement nerveux, les eaux gazeuses minérales paroissent agir en vertu du gaz acide carbonique qu'elles contiennent ; il est de nécessité presque absolue d'aller les prendre à la source ; si on vouloit en faire usage ailleurs, il conviendroit d'ajouter aux eaux, dans le verre, à chaque dose, au moment de les prendre, un peu de sucre en poudre avec du jus de citron : ce moyen opère un dégagement sensible de gaz : on boit l'eau ainsi traitée au moment de l'effervescence.

§. VI.

Affections de l'organe utérin.

20.° *Observation.* — Une jeune personne de Montpellier, âgée de dix-huit ans, douée d'une bonne constitution, née de parents sains et robustes, étoit depuis quelque temps devenue d'une pâleur extrême, foible de tout son corps, inhabile à toute espèce d'exercice tant soit peu pénible ; d'ailleurs inquiète, rêveuse et d'une mélancolie toujours plus triste. La menstruation avoit paru quelquefois, mais elle avoit entièrement cessé depuis plus d'un an, et rien n'indiquoit le rétablissement de cette fonction si nécessaire. L'usage des eaux minérales gazeuses ferrugineuses d'Andabre fut conseillé ; après deux jours de repos où la malade se rétablit des fatigues du voyage, elle commença à boire les eaux à la dose de deux verres d'abord et bientôt portée à six ; elle n'en étoit point fatiguée ; les eaux passoient fort bien ; les bains d'eau thermale de Sylvanès paroissoient devoir aider l'action des eaux gazeuses : ils furent ordonnés : la malade en prit régulièrement un par jour ; bientôt l'appétit augmenta, sa constitution débile reprit des forces, son teint fut moins pâle, son dégoût pour la promenade moins insurmontable, son humeur moins inquiète ; la société des personnes aimables commença à être pour elle de quelque intérêt ; la menstruation se rétablit, l'amélioration fut générale ; et après un mois l'état de notre intéressante malade fut tel qu'on ne pouvoit mieux désirer.

Réflexions. — Chlorose, pâles couleurs. Ces dénominations différentes ont servi à désigner un état particulier des jeunes personnes du sexe, caractérisé par tous les symptômes propres à l'atonie, indépendamment de toute lésion des organes. Des médecins ont cru que cette affection morbide dépendoit d'un état particulier de l'uterus qui tenoit dans une sorte d'enchaînement le développement général ; à l'appui de cette opinion vient cette sentence du père de la médecine : *propter uterum mulier est quod est* ; elle paroît vraisemblable. D'autres ont pensé que cette affection morbide n'étoit due qu'à une inquiétude morale de laquelle dépendoient tous les phénomènes physiques, et lui ont donné la dénomination de *fièvre amoureuse*. D'autres enfin ont avancé qu'elle devoit être rapportée à l'atonie des voies digestives, et ont rapporté à cet effet tous les phénomènes qu'elle présente. Quoiqu'il en soit, l'aménorrhée ou tout au moins l'irrégularité des fonctions menstruelles l'accompagnent toujours avec un état d'atonie prononcé de l'utérus, et la maladie ne cesse que lorsqu'on est parvenu à donner de l'activité au systême sanguin. Les moyens toujours excitants ont été préconisés dans le traitement; mais rien n'a mieux réussi que ceux pris de la classe des martiaux. On a cru que les eaux minérales gazeuses ferrugineuses plus pénétrantes que tout autre pouvoient être utiles; l'expérience a prouvé leur efficacité, et ces moyens précieux ont rendu à la société nombre d'intéressantes personnes qui en font l'ornement et le bonheur.

§. VII.

Affections du système lymphatique.

21e *Observation.* — Une fille du village de Tournemire, arrondissement de Saint-Affrique, d'une constitution forte, d'un tempérament lymphatique, âgée de 25 ans, éprouvoit, depuis plus de six, une fluxion habituelle d'humeurs lymphatiques vers la tête, d'où résultoit une tuméfaction considérable des glandes sous-maxillaires, de la lèvre supérieure, des paupières, avec phlegmasie de la sclérotique et impossibilité de soutenir l'impression de la lumière; des douleurs de tête violentes, que la malade rapportoit plus particulièrement à la région des orbites, accompagnoient ces accidents qui diminuoient ou augmentoient sans cause manifeste ; un mouvement fébrile bien prononcé agitoit la malade ; elle étoit sans sommeil, sans appétit, quelquefois pendant plusieurs jours. Ses fonctions menstruelles se faisoient assez régulièrement, et cette circonstance n'apportoit aucun changement dans l'état morbide. Les médecins que la malade avoit consultés n'avoient rien fait d'utile pour elle : résolutifs, toniques, révulsifs doux, irritants, remèdes dits antiscrophuleux de toute espèce, tout avoit été employé sans résultat heureux. Dans cet état la malade voulut se livrer à mes soins ; les saignées aux tempes, répétées par l'application des sangsues, les pédiluves synapisés, les purgatifs souvent réitérés n'avoient amené aucune amélioration ; le muriate d'or que la malade prit à la dose d'un seizième de grain deux fois le jour, avoit procuré quelque soulagement, mais n'avoit point guéri le mal. Je lui ordonnai l'usage des eaux minérales d'Andabre. Comme elle ne pouvoit rester sur les lieux aussi longtemps que je l'aurois désiré, elle se fit apporter les eaux chez elle ; elle en prit, pendant deux mois, quatre verres chaque matin ; de cinq en cinq jours, demi-once de sulfate de magnésie, prise dans le premier verre, les rendoit purgatives. Par l'effet de ce traitement, cette fille fut délivrée de l'habitude des fluxions vers la tête ; l'engorgement lymphatique disparut, les paupières, les yeux reprirent leur bon état, ses douleurs cessèrent ; elles n'ont plus reparu depuis plus d'un an, et sa santé paroît être bien assurée.

22.e *Observation.* — Une fille des Sales-Curan, département de l'Aveyron, âgée de 20 ans, portoit, depuis deux ans, un ulcère scrophuleux à l'extrémité inférieure de la cuisse gauche, entretenu par une nécrose du fémur ; la malade avoit été traitée en vain par les moyens ordinaires ; son état alloit plus mal, ses fonctions organiques perdoient tous les jours de leur activité, la supuration étoit abondante, et tout faisoit craindre des suites fâcheuses. Cependant cette fille fut envoyée en 1824 à Andabre où elle fut soumise, pendant 25 jours, à l'action des eaux minérales, tant en bains, qu'en boisson à la dose de dix verres par jour, sans addition d'autres moyens ; en 20 jours l'exfoliation eut lieu, la supuration entraîna le séquestre, l'état de la malade fut mieux, la menstruation fut plus facile et plus abondante ; au départ tout faisoit espérer une amélioration complète.

23.e *Observation.* — Une femme indigente

de Saint-Félix-de-Sorgue, âgée d'environ 30 ans, d'une constitution forte, avoit depuis six mois, une tumeur lymphatique, à l'articulation du coude de l'extrémité supérieure gauche, qui fut suivie d'ulcération, et d'engorgement lymphatique des glandes de l'aisselle, du même côté. Avec cet état morbide les autres fonctions se faisoient assez régulièrement, mais sans énergie. La malade mangeoit peu; mes soins avoient été à peu près inutiles. Des lotions, des bains locaux avec l'eau minérale d'Andabre furent prescrits. La charité de M. le comte du Bosc en fit les frais; on alloit prendre à mesure, à la source, la quantité d'eau nécessaire; la malade en faisoit plusieurs fois par jour, des lotions sur la partie souffrante; elle en prit des bains locaux à la température de + 32 degrés (therm. cent.); elle pansa l'ulcère avec des compresses trempées dans l'eau minérale, elle en but deux verres chaque matin, pendant un mois, cette médication suffit pour la guérir.

24.e *Observation.* — Une fille de la paroisse de Gissac, âgée de 22 ans, d'une constitution bien établie, avoit depuis quelques années avec tous les signes de la santé la plus florissante, plusieurs ulcères sur la face antérieure du thorax, qui pénétroient profondément dans le tissu jusqu'au sternum, et alloient même plus avant en certains endroits. Les fonctions menstruelles se faisoient régulièrement, mais d'une manière imparfaite ; les fonctions digestives étoient sans énergie. J'avois prescrit tous les moyens que l'art indique en pareil cas, mais soit que la malade n'eut pas pu en faire les frais, soit qu'ils eussent été insuffisants pour elle, elle n'étoit pas mieux. La nécessité de pourvoir à ses besoins ne lui permettoit pas de rester sans rien faire, et malgré son état de maladie, elle entra en qualité de domestique au domaine d'Andabre. Je lui conseillai de prendre, tous les jours, de l'eau minérale gazeuse ; elle en fit sa boisson ordinaire ; en quelques mois elle fut complètement guérie. J'ai vu la malade depuis sa guérison, et je sais qu'il y a près de six ans qu'elle jouit d'une santé parfaite.

Réflexions. — L'enfance, de même que les autres périodes de la vie, a des maladies particulières plus ou moins redoutables, mais aucune ne l'est plus que l'affection, connue sous le nom de scrophules. Cette maladie, d'autant plus affligeante qu'elle détériore souvent telle constitution qui s'annonçoit avec la santé la plus florissante, est spécialement caractérisée par l'atonie du système lymphatique qui contraste souvent avec un état d'activité morale qu'on observe, à la fois, chez les individus qui en sont atteints. Après avoir long-temps recherché les moyens de guérir un mal si menaçant, et trop souvent si terrible, les médecins ont observé que les moyens les plus surs à employer après la période d'irritation, devoient être pris de la classe des toniques et des excitants; rien ne paroit plus propre que les eaux minérales ferrugineuses sous ce rapport (1). J'ai observé moi-même d'une manière toute particulière leur action dans les affections scrophuleuses; je les ai employées en boisson, je les ai administrées le premier en forme de bains, et bientôt je n'ai pas douté qu'elles ne fussent d'un très-grand secours.

L'affection scrophuleuse n'attaque pas seulement l'enfance, elle se prolonge quelquefois au-delà, et étrangère aux circonstances d'un âge plus avancé, elle y devient d'autant plus redoutable si la nature est insuffisante pour la dompter. C'est dans les cas où les scrophules survivent à la révolution de l'enfance qu'il importe surtout de

(1) M. le professeur Beaumes s'exprime ainsi : L'administration du fer devient d'une utilité plus générale et souffre moins de contre-indications lorsque ce métal est extrêmement divisé et tel qu'il se trouve dans les eaux minérales ferrugineuses; ces eaux ont été célébrées dans les scrophules comme dans toutes les obstructions, dans différents engorgements et les tumeurs froides, parce qu'elles ont presque tous les avantages du fer sans avoir aucun de ses inconvénients.

(*Traité sur le vice scroph.*, p. 284.)

déployer ce que nous avons de moyens pour les combattre ; c'est alors que l'emploi des eaux minérales doit aller au secours de la nature.

Qu'on n'aille pas croire toutefois qu'il suffise de quelques jours d'usage des eaux dont je parle, pour guérir des affections graves qui datent quelquefois de plusieurs années. Dans les maladies chroniques dont la marche est lente, sans énergie, l'action du remède doit être lente et insensible ; c'est un précepte de Bordeu ; une médication active suppose certaine somme de forces que l'on ne trouve pas ordinairement dans les personnes atteintes de maladies de long cours (1) ; de plus les longues maladies sont de longues habitudes physiques qu'on ne peut détruire en un instant ; l'usage des eaux minérales sera donc continué long-temps. Il est inutile de dire que la quantité à prendre chaque jour ne doit point être considérable, elle fatigueroit l'estomac en pure perte, et pourroit ainsi être nuisible. On voit dans les 21.e et 23.e observations qu'il a suffi

(1) Quoiqu'il soit prudent, quelquefois nécessaire, d'agir lentement dans le traitement des maladies chroniques, il est des cas particuliers où la méthode contraire produit les meilleurs effets; c'est lorsque la nature peut opérer une réaction. Cette méthode est la méthode perturbatrice qui produit quelquefois des résultats étonnants.

d'une petite dose long-temps continuée. Les malades atteints de scrophules, resteront aux eaux le plus qu'il leur sera possible ; ils en feront encore un usage journalier chez eux, ils en prendront à leurs repas. L'usage des eaux en bains aidera l'action des eaux prises en boisson (1)

L'établissement des bains d'Andabre, où l'on trouve déjà tout ce qui peut être utile aux baigneurs, aura bientôt un appareil pour administrer l'eau en forme de douche ; ce moyen agis-

(1) Je n'ai administré les bains d'Andabre qu'à la température de $32 + 0$; et je n'ai eu dans cette pratique d'autre motif que celui de les rendre plus agréables aux malades, et de pouvoir les y tenir plongés plus long-temps. Je ne doute pas que les bains ne puissent être d'un aussi grand secours à une température fraîche ; Tissot, Pujol, Cullen, avoient guéri nombre de personnes scrophuleuses par l'usage du bain froid. La préférence pour telle ou telle température doit être accordée selon l'état du malade et de la maladie, etc. Quelques-uns croyent qu'en élevant la température de l'eau minérale on lui enlève ses propriétés ; ce ne sont pas ceux qui savent qu'elles ont des principes fixes qui ne s'envolent point et qui restent liés avec elle : les principes alkalins, salins, ferrugineux restent toujours. Les eaux d'Enghien, si fréquentées aujourd'hui, ne sont employées qu'en élevant leur température à un certain degré ; elles ne laissèrent pas moins que d'être très-salutaires à une santé précieuse à la France, quand son feu roi Louis XVIII en fit usage à Paris dans les premières années de son retour.

sant avec plus d'énergie sur le système lymphatique, doit ajouter à l'activité des principes qui entrent dans la composition des eaux.

§. VIII.

Ulcères atoniques non scrophuleux.

25.e *Observation.* — Un vieillard de Saint-Gervaix, âgé de plus de 70 ans, d'une constitution sèche, jouissant d'une fortune, qui, quoique très-médiocre, le mettoit au-dessus du besoin, étoit affecté depuis plus de dix ans d'un ulcère atonique à l'aisselle gauche. Tous les moyens chirurgicaux avoient été prescrits et employés par M. le docteur Liquière, chirurgien fort habile de cette ville; le mal étoit toujours le même, le chirurgien l'avoit livré aux soins de la nature depuis quelques années, lorsque, par des circonstances heureuses, le malade fut appelé à Andabre pour y être employé au service des eaux minérales; il en but par occasion, bientôt il en fit sa boisson ordinaire; en moins de deux mois son ulcère eut disparu. Il y a plus de quatre ans que cet homme est guéri; il fait tous les matins, pendant la saison des eaux, le transport des eaux minérales d'Andabre à Sylvanès; tout le monde peut observer, que malgré son grand âge, ce bon vieillard est en parfaite santé.

26.e *Observation.* — M. le docteur Anglade, dont la pratique est fort étendue dans le Causse de Rodez, m'a rapporté l'observation d'un de ses malades tout couvert d'ulcères atoniques, qui fut guéri par le seul usage des eaux d'Andabre, bues à la source pendant une saison.

Ce médecin, qui a fréquemment dans son pays l'occasion d'ordonner les eaux minérales gazeuses (1), m'a parlé de bien d'autres observations qui viendroient à l'appui de celle que je viens de noter.

Réflexions. — Les médecins observent des cas particuliers d'atonie des forces vitales, avec des ulcères à la peau difficiles à guérir; on voit des cas pareils dans les 25 et 26.e observations où il a suffi de relever les forces, par l'usage des eaux toniques et excitantes, en agissant sur la membrane muqueuse de l'estomac pour obtenir une guérison

---

(1) Les eaux minérales d'Andabre comptent au nombre de ceux qui ont contribué le plus à les faire connoître, M. le docteur Rogeri de Saint-Genzy, un des plus savants médecins du département de l'Aveyron, MM. les professeurs de la Faculté de médecine de Montpellier, et un grand nombre de médecins distingués des départements de l'Hérault, du Tarn, de l'Aveyron et de la Lozère, qui les ordonnent toutes les années à un nombre considérable de malades.

qu'on avoit vainement attendue de l'effet des moyens chirurgicaux.

§. IX.

Conclusion.

Mes notes auroient fourni de quoi ajouter au nombre de ces observations d'autres faits qui prouveroient encore l'efficacité des eaux minérales gazeuses ferrugineuses d'Andabre, dans les cas de diarrhée, de dissenterie chronique sans fièvre, dans les cas d'amenorrhée, d'ictère chronique, de catharre utérin et dans bien d'autres cas particuliers; mais il me suffit d'avoir établi des principes généraux dont l'application sera facile, et j'aurois inutilement grossi le volume d'un simple mémoire. Je n'ajouterai donc plus rien pour faire connaître les propriétés des eaux minérales qui m'occupent. Leur juste célébrité, fondée d'ailleurs depuis si long-temps sur des faits incontestables et de notoriété publique, s'étend, du midi de la France, dans tout le reste du royaume; on les demande de toute part; des dépôts en sont déjà établis à Toulouse, à Bordeaux et dans les autres villes de province. Il y en a un à Paris chez M. Richard Derreux, pharmacien-chimiste distingué de la capitale. M. Maisonabe (1), ins-

(1) Ce médecin, qu'une rare habileté place au rang des hommes qui distinguent le département de l'Aveyron,

pecteur des eaux minérales à Paris, m'a assuré que les dépôts soumis à son inspection en feront bientôt la demande. Tout porte à croire que ces moyens précieux, qni n'ont rien perdu de leurs principes ni de leurs vertus, depuis l'honorable jugement qu'en porta l'académie royale des sciences de Paris, continuent d'occuper le rang qu'elle leur assigna dans *la classe des meilleures* et des *plus considérables* de la France.

A Dieu ne plaise cependant que je veuille avancer que les eaux minérales d'Andabre sont des moyens infaillibles dans tous les cas qui réclament leur administration ; l'expérience m'a trop bien appris qu'il en est beaucoup qui résistent à leur action, et pour lesquels ces eaux ne sont qu'un moyen foiblement palliatif. Et combien de maux qui menacent et ruinent notre malheureuse existence ne sont-ils pas au-dessus des plus puissants remèdes !

---

professeur agrégé à la Faculté de Paris, dirige depuis plusieurs années dans cette capitale un établissement qu'il a lui-même formé pour le traitement des difformités dont le corps de l'homme est susceptible à toutes les époques de la vie. Je me plais à donner ici à M. Maisonabe un témoignage public de ma reconnoissance pour la bienveillance particulière dont il m'a donné des preuves non équivoques pendant mon séjour à Paris.

CHAPITRE III.

De la manière de faire usage des Eaux minérales gazeuses ferrugineuses d'Andabre.

Je traiterai sous ce titre du mode de conduite, que les personnes qui veulent faire usage des eaux d'Andabre, doivent adopter, soit avant l'usage des eaux, sous le rapport des moyens préparatoires, soit pendant leur séjour à la source, sous le rapport de la manière d'user des eaux, soit enfin sous le rapport du régime à garder, de l'exercice et des distractions auxquels ils peuvent se livrer pendant et après l'usage des eaux minérales.

I. — Dans toute médication la réussite est d'autant plus probable que le sujet a été préalablement mieux disposé ; un traitement préparatoire est donc utile, lorsqu'il s'agit d'une médication par les eaux minérales.

II. — Le genre des moyens qui composent ce traitement préparatoire ne sauroit être déterminé que, 1.° par le genre de la maladie qu'on veut prévenir ou combattre, 2.° par l'état pathologique habituel, et par l'état pathologique actuel de l'individu qui doit faire usage des eaux, 3.° par son âge, son sexe, sa manière de vivre, etc. C'est au médecin ordinaire du malade à ordonner.

III. — La saison des eaux d'Andabre est ouverte du 15 juin à la fin d'octobre de chaque année. C'est le temps le plus propre pour en faire usage.

IV. — Quoique les eaux d'Andabre transportées pour être employées ailleurs puissent être efficaces, on fait généralement mieux de les prendre à la source (1).

---

(1) S'il est généralement plus efficace de prendre les eaux à la source, si certains buveurs tirent des moyens accessoires qu'on y rencontre, de l'isolement où ils se trouvent, la cause d'une amélioration qu'ils auroient vainement attendue ailleurs, nous sommes autorisés à reconnoître qu'il est quelques cas particuliers que l'on n'a pas assez remarqués, où les eaux transportées loin de leurs sources et prises dans le calme du ménage, peuvent être tout aussi efficaces. L'éloignement obligé de personnes chéries, d'un ménage où l'on est indispensablement nécessaire; l'abandon de certaines habitudes rompues et remplacées par des situations et des rapports qui n'ont pas le même intérêt; les frais de voyage et de déplacement souvent au-dessus d'une modique fortune; les plaisirs bruyants et tumultueux que l'on rencontre fréquemment aux eaux minérales, accableroient certains malades et détruiroient à coup sûr tout le bien qu'ils voudroient en vain retirer des eaux. « Il » en est dont l'âme a besoin de calme et de tranquillité,

v. — On ne doit commencer l'usage des eaux, qu'après s'être reposé des fatigues du voyage, et avoir reçu du médecin-inspecteur les instructions qu'il doit dans l'intérêt de la santé publique, conformément aux règlements (1).

vi. — Il est imprudent de prendre les eaux immédiatement après une course qui a échauffé le corps. L'eau froide est toujours dangereuse dans ces cas. Une course, un voyage qui fatigueroient avant que les eaux ne fussent entièrement passées ne seroit pas sans danger.

vii. — On doit commencer à prendre les eaux

» tout comme il en est d'autres auxquels la plus grande » dissipation et les distractions continuelles sont infiniment » salutaires. » (*Alibert, Précis sur les eaux minérales.*)

(1) Les médecins inspecteurs des eaux, sont tenus de veiller à ce que les sources minérales et les établissements sanitaires, soumis à leur inspection, soient en bon état; ils font leurs observations aux propriétaires des eaux, et rendent compte au gouvernement des réparations ou améliorations à faire; ils reçoivent les malades, les admettent aux eaux, et donnent gratuitement leurs ordres aux employés au service des fontaines, afin que les malades soient traités selon que l'exige l'état de leur santé et l'ordre des établissements. Tous autres conseils, avis et soins ne sont d'obligation qu'à l'égard des indigents auxquels les médecins inspecteurs des eaux donnent leurs soins *gratis*. (*Ordonnance royale du* 18 *juin* 1823, art. 4, 5, 6, et 11.)

de bon matin, afin de n'avoir plus à boire lorsque la chaleur de l'atmosphère pénètre le corps. La transpiration insensible seroit contrariée par la présence de l'eau froide dans l'estomac.

VIII. — On doit prendre les eaux minérales assez tôt pour qu'elles soient passées quand l'heure du déjeûner arrive. L'habitude de manger à certaines heures de la journée, est quelquefois très-impérieuse et doit être respectée.

IX. — La dose, la quantité d'eau à prendre dans la matinée ou dans un temps donné, la durée de la saison, sont relatives et doivent être déterminées par les circonstances qui modifient l'action du remède. En règle générale, la dose ordinaire pour un enfant de dix à douze ans, est de deux tiers d'un verre de six onces, et la quantité à prendre dans la matinée, d'un demi-litre à un litre ; une femme en prendra un verre à la fois, et dans la matinée un ou deux litres ; un homme pourra en prendre deux verres chaque fois, et jusqu'à cinq litres et plus. On met un quart d'heure d'intervalle entre chaque dose.

X. — Les femmes enceintes peuvent faire usage sans danger des eaux minérales d'Andabre, pourvu qu'elles n'en portent pas la dose jusqu'à produire chez elles un effet purgatif. Les personnes du sexe qui font usage des eaux minérales, doivent s'en abstenir aux époques de la menstruation, rien ne doit entraver cette fonction si importante.

XI. — Les eaux minérales gazeuses donnent quelquefois dans la tête. Si le buveur est pris de stupeur, d'une espèce d'ivresse, s'il se sent assoupi plus qu'à l'ordinaire, c'est un signe d'une trop grande quantité de gaz. On en perdra si on laisse un moment l'eau dans le verre avant de la prendre, et l'on évitera les inconvénients dont s'agit.

XII. — L'eau minérale gazeuse produit souvent, dans l'arrière-bouche, un état d'irritation qui s'accompagne d'enrouement. Cet état n'est pas dangereux; le repos d'un jour, l'usage de quelques verres d'eau de poulet, de veau, de petit lait, ou de guimauve, suffisent pour le guérir.

XIII. — Les eaux minérales portées à haute dose, provoquent quelquefois une irritation fort incommode dans les glandes hémoroïdales. Le repos, quelques bains de siége, des fumigations émolientes suffisent pour la calmer; il est des cas où elle n'est pas un mal.

XIV. — Si on a quelque motif pour modérer l'action des eaux minérales, rien ne me paroît plus propre que l'addition aux eaux d'une quantité déterminée d'eau de veau, de poulet, de petit lait, d'infusion de fleurs de tilleul, de mélisse, de décoction de chicorée, de racines de carote, etc., selon le cas; le liquide ajouté sera chaud ou froid, comme il plaira à l'estomac du malade, ou selon le genre de maladie à prévenir ou à traiter.

xv. — La pratique d'ajouter aux eaux des sels neutres, au commencement ou à la fin de leur usage, ne peut être reçue en principe; elle ne doit être admise que lorsque le besoin de purger est bien indiqué.

xvi. — Quand il y a besoin de purger, soit au commencement, soit à la fin de l'usage des eaux, soit pendant qu'on les prend, s'il s'agit d'employer un sel neutre, il faut le faire dissoudre dans une tasse de petit lait, d'infusion de tilleul, de mélisse ou de décoction de feuilles de chicorée, et la prendre à chaud; une seconde tasse de la même infusion ou décoction prise demi-heure après, fait passer la première, les eaux viennent ensuite. S'il s'agit d'un purgatif plus fort, il est bon de faire passer après le remède, quatre ou cinq tasses d'un bouillon aux herbes chaud, ou de toute autre infusion ou décoction, et de ne prendre à la fin que cinq ou six tasses d'eau minérale, qui amènent des selles abondantes. Encore une fois, il n'est point d'époque déterminée pour répéter la purgation, les purgatifs sont ordinairement nuisibles quand ils ne sont pas nécessaires.

XVII. — Quand on fait usage de l'eau minérale gazeuse, rien n'est plus à propos que d'en prendre à ses repas, soit pure, soit mêlée avec du vin. Cette boisson agréable facilite la digestion ; elle aide les effets des eaux du matin.

XVIII. —Si les eaux donnent des frissons de manière à ce que les buveurs aient de la peine à se réchauffer, il faut mêler à chaque dose un peu d'eau minérale chaude ou une infusion de thé, de tilleul ou de mélisse, etc.

XIX. — Lorsqu'on fait usage des eaux minérales, il est nécessaire de bien couvrir le corps et de le garantir du frais du matin et du soir, en portant sur la peau des gilets, des caleçons, des camisoles de flanelle ; outre que ces moyens garantissent de l'impression d'un air trop froid pour des corps plus facilement impressionnables pendant l'usage des eaux, ils favorisent encore la médication qu'on se propose, en portant une impression tonique sur le système cutané qui se transmet sympatiquement au reste des organes. C'est surtout dans un âge avancé, et chez les personnes valétudinaires, que l'application de la flanelle sur la peau est nécessaire (1).

(*a*) Voyez mon *Essai sur l'utilité des tissus de laine* immédiatement appliqués sur la peau. (Montpellier, 1813.)

XX. — Si l'on a à combattre une maladie qui ait duré long-temps, ou à détruire une disposition morbide bien prononcée, il est rare qu'il suffise d'une saison de quinze ou vingt jours; si les malades ne peuvent rester plus long-temps aux eaux, ils doivent en continuer l'usage chez eux.

XXI. — L'usage de prendre un bouillon léger, demi-heure après la dernière dose d'eau, est fort bon pour réchauffer l'estomac, et le préparer au déjeûner, qui ne doit être pris qu'un heure après.

XXII. — Le déjeûner se composera d'un peu de pain, de fromage frais ou de beurre, d'œufs frais, d'une tasse de chocolat à l'eau ou au lait, d'une tasse de café à la crême; un déjeûner plus substantiel contrarieroit pour le dîner.

XXIII. — L'usage de l'eau minérale d'Andabre en bain, sera précédé de celui de l'eau minérale en boisson, qui sera toujours simultané avec l'usage des bains.

XXIV. — Le degré de température à donner au bain, sera relatif à la sensibilité du baigneur, au degré d'activité qu'on veut lui donner, et au genre d'affection qu'on se propose de traiter.

XXV. — Le bain sera pris de très-bon matin ou le soir après la digestion du dîner et avant le souper.

XXVI. — Le baigneur doit rester dans le bain un

quart d'heure, demi-heure, une heure, et même plus long-temps s'il s'y trouve agréablement; cette condition est de rigueur.

XXVII. — Le nombre des bains par saison est de vingt à trente; les bains fatiguent, ils échauffent quelquefois, on doit alors se reposer un ou deux jours; il est même bon de substituer un bain tiède d'eau naturelle simple au bain d'eau minérale. Il est des cas où il seroit utile d'alterner l'usage des bains d'eau minérale avec celui d'eau naturelle simple.

XXVIII. — Une tasse d'infusion de thé, de mélisse, un bouillon, une tasse de chocolat, conviennent au sortir du bain; il est des cas où ces restaurants sont nécessaires pendant qu'on y est encore plongé.

XXIX. — Il n'est pas toujours bon de se mettre dans son lit après le bain; quelquefois c'est utile.

XXX. — La sobriété partout et toujours essentiellement nécessaire, ne l'est jamais plus que pendant l'usage des eaux; l'estomac des buveurs ne doit point être fatigué par une trop grande quantité d'aliments; il seroit bien, quand on prend les eaux, de ne pas manger plus qu'à l'ordinaire; il seroit mieux peut-être de manger moins; on seroit ainsi moins disposé à ces dérangements fréquents qui ne sont autre chose que les effets des mauvaises digestions indispensablement amenées par la fatigue de l'estomac.

XXXI.—La qualité des aliments n'est pas moins à observer que la quantité; ils doivent être choisis parmi les plus légers et les plus nourrissants. Les aliments qu'on appelle grossiers ne doivent pas toutefois être bannis de la table des buveurs d'eaux minérales; l'habitude que quelques-uns d'entr'eux en ont, les leur rendent nécessaires. Tout le monde sait en effet que les gens occupés aux travaux pénibles de l'agriculture, prennent et doivent prendre habituellement des aliments difficiles à digérer; des aliments trop légers seroient trop tôt passés, leur estomac souffriroit de sa vacuité.

Le régime des buveurs aura pour base les bonnes soupes, les viandes de mouton, de veau, bouillies ou roties, la bonne volaille, le gibier du pays, le poisson, le laitage, les herbes, les racines potagères; ces mets seront variés et préparés avec soin sans épices; les ragoûts de haut goût ne peuvent convenir que dans quelques cas particuliers. Les pâtisseries, dans lesquelles on fait entrer des matières grasses, sont assez généralement mauvaises pour des estomacs débiles; elles le deviennent davantage si la graisse ou le beurre qu'on emploie pour les préparer, sont rances ou de mauvaise qualité. La bonne pâtisserie, dont on n'abuse point, peut être permise;

l'expérience apprend qu'elle est moins pernicieuse qu'on ne l'a dit. Les malades doivent cependant en user avec sobriété, quand leur appétit le leur rend nécessaire (1).

Le bon fromage frais de Roquefort ne sert pas mal à aiguiser l'appétit, il excite les forces des voies digestives. Les buveurs n'oublieront pas qu'une main *avare* doit en faire la part, l'expérience l'a ainsi appris, et personne n'a le droit de le disputer à l'école de Salerne sur ce point : *caseus ille bonus, quem dat avara manus.*

Les fruits bien murs de la saison, les fraises, les cerises, les poires d'été, les raisins, les pêches sont tout autant d'aliments précieux pour les appétits pauvres ou bisarres ; ils conviennent surtout à certaines irritations nerveuses chroniques des premières voies, où les aliments plus toniques et excitants sont toujours contraires.

Le bon vin est l'âme des repas, l'établissement

---

(1) On sert à Andabre de la pâtisserie d'un goût délicieux préparé à l'excellent beurre de la Caune. Quoiqu'en dise M. le docteur Savi, et n'en déplaise à M. l'inspecteur des eaux minérales d'Avêne, je lui dénonce certains marchands chargés de beurre rance et de poulets étiques, qui se dirigent tous les jours sur son établissement.

d'Andabre en est toujours bien pourvu (1) ; les malades feront bien de le mêler soit avec l'eau minérale gazeuse, soit avec l'eau naturelle simple.

XXXII. — L'exercice stimule les forces, donne de la gaîté à l'esprit ; les promenades, les courses à pied ou à cheval, la chasse, le chant, la conversation, sont des moyens qui favorisent les effets des eaux sous le double rapport de leur action physique sur le corps, et des distractions morales qui en isolant les malades de toute inquiétude, de toute peine et souci, délassent leur esprit. L'exercice doit être modéré ; Gallien veut qu'il n'aille que jusqu'à légère fatigue ; plus loin son but seroit manqué.

---

(1) Le vin ordinaire d'Andabre est le vieux *Cunac*.

TROISIÈME PARTIE.

Des Eaux minérales gazeuses ferrugineuses d'Andabre, employées comme moyen d'hygiène.

Je n'ai considéré les eaux gazeuses ferrugineuses d'Andabre, que sous le rapport de la thérapeutique, c'est-à-dire, que comme des moyens propres à guérir certains cas de maladies. Considérer ces eaux sous le rapport de l'hygiène, examiner jusqu'à quel point elles peuvent être utiles, pour préserver de telle ou telle affection, seroit un sujet d'un très-grand intérêt. Que ne puis-je le traiter ici dans toute son étendue! je dirois le grand nombre de buveurs qui se rendent toutes les années à la fontaine d'Andabre; je ferois connoître la quantité considérable d'eau que l'on y prend pour en faire usage ailleurs; j'apprendrois à ceux qui ne le savent point, que les gens du pays se jettent annuellement en foule en automne aux sources minérales de Camarès, pour s'y rétablir des fatigues des travaux pénibles qui viennent de les accabler, et se préserver de leurs suites fâcheuses, souvent inévitables ; que cette pratique leur paroît si utile, que rien ne pourroit les en détourner, et qu'ils rapportent à l'abandon des eaux minérales, toutes les maladies qu'ils éprouvent dans le courant du reste de l'année, s'ils ont négligé d'en faire usage ; je démontrerois que par leur nature gazeuse ferrugineuse, ces eaux précieuses sont destinées à devenir d'un usage journalier, qui sera un jour tout aussi généralement répandu et plus utile, que celui de cette eau factice que les Anglais appellent Soda-water, qui ne contient point de fer, et dont ils font un si grand usage ; je prouverois la préférence qu'elles méritent en France sur les eaux exotiques de Seltz, sous plusieurs rapports (1) ; je

---

(1) L'analyse chimique prouve une grande identité de principes entre les eaux d'Andabre et les eaux de Seltz ; d'après les opérations les plus récentes faites sur ces eaux par les chimistes Andréas et Westrunb, 100 pouces cubes ou 60, 5/12 onces d'eau de Seltz ou Selters, contiennent en substances fixes,

1.°	Muriate de soude	96, 26/28 grains.
2.	Carbonate de soude . . .	97,
3.	Sulfate de soude	4, 15/16
4.	Oxide de fer	0, 3/4
5.	Carbonate de chaux . . .	14, 1/4
6.	Carbonate de magnésie . .	8, 3/4
7.	Silice.	1, 1/4
	Total	223, 97/112 grains.

ferois sentir enfin leurs avantages pour tous ceux qui ayant été guéris par elles, veulent se conserver la santé qu'elles leur ont une fois procurée; pour les jeunes personnes d'un tempérament trop lâche, qui mène ordinairement à la redoutable affection scrophuleuse; pour les personnes plus âgées, d'un tempérament lymphatique, qui ont à craindre les suites fâcheuses d'une trop grande abondance de graisse, de la stagnation, ou de l'épanchement de la lymphe; pour celles d'un tempérament bilieux, si souvent tourmentées par les affections qui tiennent à une trop grande quantité de bile dans l'estomac, à un vice de cette humeur, de l'organe du foie qui la sécrète, ou des vaisseaux destinés à la conduire; pour les personnes avancées en âge, disposées à un afflux trop considérable d'humeurs lymphatiques dans la tête, qui ont menacé ou menacent tous les jours leur existence; pour ceux de tout âge, à qui des dispositions héréditaires ou acquises, font craindre les trop cruelles et trop dangereu-

---

N. B. En gaz acide carbonique . . 124 pouces cubes.
Il est digne de remarque que ces eaux ne contiennent pas plus de gaz acide carbonique que les eaux d'Andabre, beaucoup moins de fer qu'elles; elles n'ont de plus qu'elles que de la silice à laquelle les médecins n'ont encore accordé aucune propriété.

ses maladies des voies urinaires ; pour les personnes frappées de débilité de l'estomac, et exposées aux digestions longues et pénibles ; pour les gens de lettres et ceux qui mènent une vie trop sédentaire; pour les hypocondriaques dont le foie est presque toujours engorgé ; pour les personnes affectées de leucorrhée, de ménorrhagies passives; d'aménorrhée, et pour les femmes tourmentées des suites toujours pénibles et trop souvent dangereuses de la cessation plus ou moins prompte de la sécrétion laiteuse ; toutes ces personnes, dis-je, devroient faire un usage habituel tout au moins pendant les belles saisons de l'année, des eaux minérales d'Andabre ; elles devroient en boire quelques verres le matin à jeun, à leurs repas ; mêlées avec du vin; elles sont une boisson agréable, qui le devient davantage, si on ajoute un peu de sucre au vin ; ces eaux gazeuses sont rafraîchissantes, diurétiques, et sous ce rapport elles conviennent à tout le monde; on en fait une limonade agréable, en faisant dissoudre dans un peu d'eau minérale, certaine quantité de sucre ordinaire ou de sucre au citron, à la groseille, aux framboises ou à tout autre fruit ; on finit de remplir le verre d'eau minérale ; il s'opère une effervescence qui trouble l'eau, on l'avale avant le dégagement des bulles du gaz.

Pour l'usage journalier des eaux gazeuses ferrugineuses d'Andabre, et pour tous les cas où l'on voudra en faire usage ailleurs qu'à la source, on fera puiser l'eau minérale dans des pots ou des bouteilles qui n'en contiennent pas plus de deux tiers de litre ; ces vases seront remplis, bouchés, ficelés, goudronnés et scellés de suite et avec soin ; ils seront placés tout renversés ou couchés dans la caisse qui doit les contenir, et les eaux déposées dans un lieu frais (1). Quand les eaux minérales gazeuses seront arrivées à leur destination, on les tiendra dans des lieux d'une température fraîche, et si on veut les mieux conserver, on disposera les vases qui les contiennent, tout renversés dans un baquet mi plein d'eau fraîche.

Dévoué par état et par disposition particulière au bien de mes semblables, je forme des vœux pour que les eaux gazeuses d'Andabre deviennent un objet de spéculation qui sera tout au profit de la santé publique, tout comme bien d'autres font un objet de spéculation pour certains intérêts particuliers. Ces eaux appelleront l'attention du Gouvernement, sous le rapport de leur importance, et bientôt convaincue que la France possède des ressources aussi utiles que suffisantes

---

(1) La température chaude de l'atmosphère favorisant le dégagement du gaz, on aura soin d'en garantir les eaux minérales pendant le transport.

pour la santé de ses habitans, l'administration protègera particulièrement ces sources indigènes contre ces eaux étrangères, qui sans avoir plus de vertus, ne nous rendent pas moins tributaires du duc de Nassau, pour des sommes d'autant plus considérables, que l'usage de l'eau de Seltz se répand en France plus que jamais.

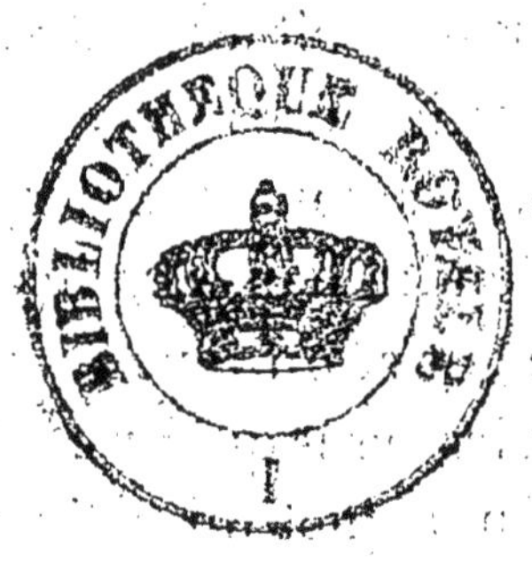

FIN.

www.ingramcontent.com/pod-product-compliance
Ingram Content Group UK Ltd.
Pitfield, Milton Keynes, MK11 3LW, UK
UKHW021107260726
13994UKWH00002B/764

9 782329 169576